Vasten voor Focus

Uw vastengids voor een langer leven - Herwin uw gezondheid en energie, bestrijd stress en verbeter uw stemming

Alex Locklear

Inhoudsopgave:

Inleiding

Herinner je je die keer dat je een kamer binnenliep en geen idee had waarom je daar was? Of wanneer je heel hard probeerde een naam te onthouden, maar het gewoon niet lukte? Af en toe hebben we allemaal van die kleine hersen-hikjes, maar na je 40ste kunnen ze vaker voorkomen. Het gevoel dat onze hersenen niet meer zo scherp zijn als vroeger begint als een kleine verandering. Sommige veranderingen zijn normaal naarmate je ouder wordt, maar ze hoeven niet altijd te leiden tot vergeetachtigheid en mentale mist. Sterker nog, bewust zijn van deze veranderingen is de eerste stap die ons in staat stelt om goed voor onze brein-gezondheid te zorgen.

De waarheid is dat onze hersenen op bepaalde manieren veranderen naarmate we ouder worden. Het kan even wat langer duren voordat ons geheugen informatie ophaalt, en het kan wat langer duren om over ingewikkelde ideeën na te denken of om meerdere dingen tegelijk te doen. Maar let op: deze veranderingen hoeven je niet bang te maken. Stel je voor dat het veranderingen zijn van je hersenen die zich aanpassen aan decennia aan informatie en gebeurtenissen. De delen van onze hersenen die met kennis en taal te maken hebben, worden eigenlijk groter naarmate we ouder worden. Moeten we daar niet blij mee zijn?

Natuurlijk, naarmate we ouder worden, is de kans groter dat we bepaalde ziektes krijgen, zoals milde cognitieve achteruitgang of de ziekte van Alzheimer, wat erg triest is. Ook kan de manier waarop ons lichaam met onze stemmingen omgaat veranderen, waardoor we ons soms wat vaker down kunnen voelen. Het is belangrijk om je bewust te zijn van deze risico's, maar er is goed nieuws: ze zullen NIET met zekerheid gebeuren. De manier waarop we leven heeft een enorme invloed op hoe onze hersen-gezondheid in de loop van de tijd verandert. Stel je voor dat je je auto niet onderhoudt en nooit de olie ververst. Dan moet je niet verbaasd zijn als de motor begint te sputteren. Onze hersenen hebben dezelfde soort zorg nodig!

Met dit boek leer je hoe je je hersenen beter kunt onderhouden dan wie dan ook. We zullen praten over de wetenschap achter hoe vasten, wat je eet en andere gezonde gewoontes die tandwielen in je lichaam kunnen laten stralen. Dit hoofdstuk bespreekt misschien enkele waarheden over het ouder worden van hersenen, maar vergeet niet dat het ook het begin is van het verhaal van veerkracht en kracht van de hersenen.

Waarom mensen boven de 40?

Hersenveranderingen rond de middelbare leeftijd. Is dit niet een vreemde en wonderlijke tijd? We hebben genoeg jaren achter de rug om wijs te zijn, maar de weg voorwaarts voelt nog steeds vol opties. We zijn een interessante mix van oude en nieuwe ideeën en energie. Maar hier is iets waar veel van ons niet genoeg over praten: de kleine veranderingen die zich in onze hersenen en lichamen voordoen. Leren over deze veranderingen is niet bedoeld om ons een naar gevoel te geven; het is bedoeld om ons een geheel nieuw niveau van gezondheidsvrijheid te geven.

Laten we het over hormonen hebben, vooral voor vrouwen. Voor vrouwen die in de buurt van de menopauze komen, heeft de verandering in oestrogeenspiegels en de uiteindelijke daling ervan een groot effect op zowel hun hersenen als hun menstruatiecyclus. Oestrogeen is goed voor de hersen gezondheid omdat het geheugen, geluk en zelfs de aanmaak van neurotransmitters beïnvloedt.

Die mentale achtbaan waar sommigen van ons doorheen gaan? Niet alleen in ons hoofd; het heeft ook te maken met ons lichaam. Bovendien is informatie macht. We kunnen met deze veranderingen omgaan door veranderingen aan te brengen in onze levensstijl en, voor sommige vrouwen, door medische hulp te zoeken.

Beschouw onze lichamen in de middelbare leeftijd als logboeken, niet alleen als chemicaliën.

Jaren van wat we hebben gegeten, hoeveel we hebben geslapen (of niet hebben geslapen) en de stress waaraan we zijn blootgesteld, beginnen zich op te tellen. We hebben de effecten van die late nachten met pizza in onze twintig wellicht niet meteen gemerkt, maar onze hersenen hebben zeer gedetailleerde gegevens bijgehouden.

Op dezelfde manier heeft een baan waardoor we ons elke dag gestrest voelen, een effect.

De kracht van vasten: het is niet alleen om af te vallen

Als het woord "vasten" je doet denken aan sapkuren of extreme diëten die je niet vol kunt houden, moet je de manier waarop je erover denkt veranderen. Vasten bestaat al heel lang en heeft wortels in veel verschillende spirituele en culturele overtuigingen. Maar uit nieuw onderzoek blijkt dat het meer is dan een kortstondige trend om af te vallen. Het is een krachtige manier om ons lichaam en onze hersenen op een natuurlijke manier te helpen zichzelf te herstellen.

Stel je voor dat je cellen kleine, drukke steden zijn. Naarmate we eten, produceren ze afval en verzamelen ze oude, kapotte "machines".

Wanneer je vast, is het alsof je op de reset-knop drukt. In een proces dat autofagie heet, wat "zelf-eten" betekent, geef je de schoonmaakploeg van je cel de kans om achterstallig werk in te halen. Dit proces ruimt het afval op, zodat er nieuwe, gezonde celonderdelen kunnen worden gevormd. De volgende is Brain-Derived Neurotrophic Factor (BDNF). Het helpt neuronen te groeien, verbindingen te maken en sterk te blijven, net als magische meststof voor je hersenen. Interessant is dat vasten meer BDNF lijkt aan te maken.

Onze hersenen zijn zeer veeleisende delen van ons lichaam. Ze gebruiken een oneerlijke hoeveelheid van onze energiebronnen. De hersenen leren beter te werken wanneer je vast. Ze leren hoe ze van energiebron moeten wisselen en beter aan hun energiebehoeften moeten voldoen. Het resultaat? Niet alleen een kleinere taille (hoewel dat een mooie bonus kan zijn), maar ook een geest die helderder en slimmer is en beter in staat is om problemen op te lossen.

Er worden nog steeds nieuwe ontdekkingen gedaan in het onderzoek naar vasten en hersen-gezondheid, maar het bewijs is erg sterk. Er zijn aanwijzingen dat het zou kunnen helpen bij allerlei aandoeningen, van het vertragen van cognitieve achteruitgang en het voorkomen van schade door beroertes tot het verbeteren van het humeur en het helderder denken.

Wat de experts ook nog ontdekken, één ding is zeker: vasten gaat niet alleen om het cijfer op de weegschaal. Het gaat erom je hersenen de middelen te geven die ze nodig hebben om het nu goed te doen en in de jaren die nog komen. Je wilt niet alleen in een skinny jeans passen; je wilt nog tientallen jaren een vol en gezond leven leiden.

Hoofdstuk 1: Je geweldige, verouderende brein

Hoe het brein verandert naarmate we ouder worden: wat normaal is en wat niet

Om eerlijk te zijn, kan je brein soms aanvoelen als een oude computer: het weet wat het doet, maar heeft soms problemen. Wanneer we in de veertig zijn of ouder, lopen we vaak een kamer binnen en vragen we onszelf af: "Wacht, waarom ben ik hier?"

We hebben allemaal onze favoriete uitdrukkingen om te gebruiken wanneer we "ouder worden", een 'senior moment' hebben, of gewoonweg "ouder worden". Maar wat gebeurt er eigenlijk binnen in dat geweldige controlecentrum?

Ten eerste, het goede nieuws: die kortstondige geheugenproblemen en tragere denksnelheden zijn een normaal onderdeel van het ouder worden. Zie het als het versleten pad door je tuin. Je kent de weg, maar er bloeien misschien minder bloemen, en het duurt wat langer om er te geraken. Het is normaal dat de dingen veranderen, nu je brein al veel gebruikt is.

Dus, wat is normaal als je hersenen opgroeien? • Kleiner en trager: Naarmate je ouder wordt, krimpen je hersenen een beetje, net als de rest van je lichaam. De prefrontale cortex en de hippocampus, die het leren, complexe denken en het geheugen regelen, zijn twee gebieden die het meest waarschijnlijk worden aangetast. Dit betekent dat je misschien niet zo snel informatie verwerkt als toen je in de twintig was.

• Multitasking-problemen: Weet je nog hoe je vroeger veel dingen tegelijk kon doen? Het vergt wat meer moeite om tussen dingen te schakelen naarmate je ouder wordt. Je merkt misschien dat je je op één ding tegelijk concentreren, je helpt om dingen sneller en beter gedaan te krijgen.

• Naampjes-spelletjes: Je zult meer "puntje-van-de-tong"-momenten hebben waarbij dat bekende woord net buiten bereik ligt. Het heeft te maken met het feit dat je hersenen de informatie wat langzamer ophalen. Het woord is er wel; het heeft alleen wat meer tijd nodig om naar buiten te komen.

Opmerking: Deze veranderingen zijn normaal en zullen niet al te zeer opvallen. Je bent nog steeds erg slim, maar je besturingssysteem is wat meer "gerijpt". Maar soms hebben onze hersenen wat extra hulp nodig. Laten we het hebben over een aantal dingen die niet normaal zijn voor oudere mensen:

Waarschuwingssignalen: Wanneer 'senior momenten' meer kunnen zijn

• Storende geheugenproblemen: Weet je niet meer waar je je auto hebt achtergelaten? Vaak dingen kwijt? Dat is vrij normaal. Maar je moet naar een dokter gaan als het geheugenverlies je dagelijkse leven in de weg staat, zoals vergeten hoe je een favoriete maaltijd moet maken of hoe je op een plek moet komen waar je al eerder bent geweest.

• Stemmingswisselingen en lusteloosheid: We hebben allemaal slechte dagen, maar als jij of iemand om wie je geeft merkt dat je stemming vaak verandert, je stemmingswisselingen te groot zijn, of je steeds minder geïnteresseerd raakt in dingen, is het tijd voor een controle.

• Verwarring centraal: Als normale taken te moeilijk lijken of je verdwaalt in plaatsen waar je al eerder bent geweest, is het beter om medische oorzaken uit te sluiten dan te zeggen dat je "gewoon ouder wordt".

Het deel dat je kracht geeft: je kunt je hersenen sterker maken! Oké, we accepteren dat onze hersenen op bepaalde manieren veranderen naarmate we ouder worden. Maar hier is het leuke aan je hersenen: ze zijn ontzettend veranderlijk! Ze blijven sterker zolang je ze gebruikt en goed verzorgt, net als een spier. Op dezelfde manier dat het onmogelijk lijkt om naar de sportschool te gaan en je NIET beter te voelen, werken je hersenen niet anders. Hier komt het plezier van vasten in het spel.

Volgens nieuw onderzoek heeft vasten niet alleen invloed op onze taille; het kan de hersenen ook helpen zichzelf te herstellen en weer fris te voelen. Het is alsof je op de "reset"-knop drukt voor die geheugen-paden. Het verbetert je aandacht en kan zelfs die kostbare hersencellen beschermen tegen veroudering. Ja, dit is de soort kracht die we allemaal willen naarmate we ouder worden.

Iets om je op te vrolijken

Bewust zijn van "normale" veranderingen maakt het ouder worden een stuk minder eng. Je moet niet vechten tegen de manier waarop je hersenen veranderen; in plaats daarvan moet je ermee samenwerken. En het feit dat goede dingen doen, zoals vasten, je hersenkracht kan helpen, is gewoonweg inspirerend! Je staat op het punt te leren hoe je een krachtig hulpmiddel kunt gebruiken om je meest waardevolle bezit te beschermen en te verbeteren: je geweldige, verouderende brein.

Geheugenverlies, concentratieverlies, en die hersenmist-momenten zijn veelvoorkomende problemen

Laten we eens kijken hoeveel van ons dit hebben meegemaakt: je hebt een leuk gesprek en opeens schiet de naam van de ander je niet meer te binnen. Of je hebt een miljoen dingen tegelijk in je hoofd, en opeens is dat belangrijke wat je moest doen, weg. Je hersenen kunnen soms ook aanvoelen alsof ze door stroop waden. Ze kunnen traag, wazig, en niet volledig functioneel zijn.

Zie je een patroon?

Eén ding over ouder worden is dat deze haperingen en wazige momenten vaker voorkomen. Het laat ons denken dat dit misschien gewoon is "hoe het is" of zelfs een reden tot bezorgdheid. Je bent niet alleen, dat is goed nieuws! Laten we deze problemen eens uit elkaar halen en bespreken waarom ze ontstaan.

Hoofdstuk 1: Je geweldige, verouderende brein (vervolg)

Uitdaging #1: Het fout gaan van herinneringen

Iedereen heeft wel eens dat 'puntje-van-de-tong'-moment gehad, waarbij ze niet op een woord of naam kunnen komen. Er zijn een paar redenen waarom deze vervelende geheugenslips vaker voorkomen naarmate we ouder worden:

Trager ophalen: De hersenprocessen die je de hele tijd gebruikt, zoals die om je naam te onthouden, zijn erg snel. Het kost je hersenen meer tijd om nieuwe informatie of herinneringen te vinden die je niet zo vaak gebruikt. Het verschil tussen het vinden van iets is vergelijkbaar met het zoeken in een georganiseerde archiefkast of het graven in een stoffige zolder. Hoe dan ook, je zult het sneller vinden als het goed georganiseerd is.

'Bedrading' met storingen: Onze hersenen zijn flink druk bezig. Naarmate we ouder worden, is er iets meer van deze 'ruis' te horen. Weet je nog dat je probeerde af te stemmen op een zwak radiostation? Die vervelende statische ruis kan het moeilijker maken om het signaal te vinden.

Uitdaging #2: Attention fade-out

Herinner je je nog toen je uren achter elkaar aan één taak kon werken? Het kan lijken alsof je aandachtsspanne tegenwoordig afneemt. Waarom gebeurt dit?

De multi-tasking mythe: We denken dat we geweldig zijn in het doen van meerdere dingen tegelijk, maar onze hersenen werken het beste wanneer ze zich op één ding tegelijk concentreren. Als je snel heen en weer springt tussen taken, zul je naarmate je ouder wordt, snel je focus-energie verliezen.

Mentale vermoeidheid: Oudere hersenen kunnen minder stress aan. Je aandachtsspanne is als een batterij. Na jaren van gebruik houdt hij niet meer een hele dag lading vast zoals vroeger.

Uitdaging #3: Welkom in Brain Fog City

Soms zijn je gedachten zo wazig dat het voelt alsof je een deken over je hoofd wilt trekken. Dat is "brain fog", ofwel hersenmist. En het is vervelend! Dit is wat de mist zou kunnen veroorzaken:

Slaaptekort: Voldoende goede slaap krijgen is belangrijk voor het organiseren van je gedachten en het verwijderen van 'rotzooi' uit je hersenen. Te weinig slaap is alsof je de recyclingcentrale van je hersenen vertelt om te gaan staken.

Stress-overload: Langdurige stress overspoelt de hersenen met cortisol, wat het moeilijk maakt om je te concentreren en helder te denken.

Verborgen oorzaken: Hersenmist kan soms een teken zijn van een tekort aan voedingsstoffen, veranderingen in hormonen, of zelfs bijwerkingen van medicijnen. Als het niet weggaat, moet je er met je arts over praten.

Het deel dat je kracht geeft: Deze hersen-blips zijn niet de baas over jou!

Je kunt je misschien down voelen over deze problemen, maar hier is het ding: je hoeft er niet in mee te gaan. De eerste stap om hersen-blips te temmen is begrijpen waarom ze gebeuren. En, raad eens? Eén heel cool ding aan vasten is dat het je hersenen kan helpen op al deze manieren.

Hier is een voorproefje van wat komen gaat:

Redding van het geheugen: Vasten kan helpen de 'spinrag' in je hoofd op te ruimen en het makkelijker maken om dingen te onthouden.

Laser-focus: Sommige onderzoeken laten zien dat vasten ongewenste ruis kan blokkeren, waardoor je je makkelijker kunt focussen en bij de taak kunt blijven.

*Weg met de mist: Vasten is als het opschonen van je geest, het helpt de mist te verdrijven en maakt het makkelijker om helder te denken.

Verander je gedachten, verander je hersenen

Zie geheugenverlies of vage momenten niet als tekenen van achteruitgang, maar als kansen! Het zijn aanwijzingen dat het tijd is om je hersenen te verbeteren. Zie deze momenten als je hersenen die zeggen: "Hé, geef me wat van die vasten-magie!" We zullen het in latere hoofdstukken hebben over HOE je dat kunt doen, maar stop voor nu met je zorgen te maken. Dit gaat erom dat je op elke leeftijd de leiding neemt en je hersenen optimaal gebruikt!

Het goede nieuws over de veranderlijkheid van je hersenen

Zie je brein niet als een fragiel, oud dingetje, maar als een krachtige machine die zichzelf continu verbetert. We hebben te lang geloofd dat ons brein op zijn piek is in de twintiger jaren en dan langzaam achteruit gaat. Ik heb slecht nieuws: dat is niet waar! Door de wetenschap wordt die mythe over het verouderende brein volledig onderuitgehaald, wat erg krachtig is.

Neuroplasticiteit is het woord voor deze verbazingwekkende eigenschap. Het betekent dat je hersenen gedurende het hele leven kunnen veranderen, zich aanpassen en nieuwe verbindingen maken. Zie het zo: de delen van onze hersenen die we veel gebruiken worden sterker, net als het bewandelen van bestaande wandelpaden. Maar, je kunt zeker nieuwe paden aanleggen en onbekend mentaal terrein verkennen op elke leeftijd, als je er werk van maakt.

Hoe veranderen de hersenen?

Laten we het in de beste zin van het woord serieus aanpakken! Dit gebeurt er in je hersenen wanneer ze zich kunnen aanpassen:

Groeimindset ontmoet hersengroei: Het blijkt dat de manier waarop we denken, de vorm van onze hersenen kan veranderen. Wanneer je je richt op leren en uitdagingen, worden er nieuwe hersencellen aangemaakt. Dit heet neurogenese. Welkom nieuwe paden!

Nieuwe verbindingen worden aangelegd: Terwijl je iets nieuws leert, versterk je de verbindingen tussen hersencellen (neuronen) en maak je nieuwe aan. Dit wordt "rewiring" (her-bedrading) genoemd. Dit is in feite het proces van je hersenen die zichzelf herbouwen.

Gebruik het of verlies het…een beetje: Gezonde hersenpaden zijn als spieren: hoe meer je ze gebruikt, hoe sterker ze worden. Als je er te lang niet voor zorgt, worden ze zwakker. Dit is waarom uitdagende hersenactiviteiten zo belangrijk zijn naarmate we ouder worden.

Wat betekent DIT voor JOUW verouderende hersenen?

Het waanzinnig goede nieuws is dat het nooit te laat is om je hersenen te trainen! Het oppakken van nieuwe taken, zoals het leren van een vaardigheid, een taal leren, of zelfs gewoon een paar keer andersom je straat uitlopen, helpt je hersenen zich aan te passen en nieuwe verbindingen te maken.

Maar er gebeurt iets extra speciaals wanneer we vasten EN we onze hersenen een taak geven...

Vasten: Een snelheidsbooster voor hersenverbetering

Weet je nog dat we het hadden over autofagie (celreiniging) en BDNF (helpt hersencellen groeien) als superkrachten voor hersenherstel? Die krijgen allebei een boost van vasten! In het kort:

Alle schoonmakers opgeroepen! Vasten kan je hersenen helpen om oude of beschadigde cellen en ander celafval op te ruimen. Zie het als het opruimen van mentale rommel om ruimte te maken voor nieuwe, betere hersenpaden.

Verse hersencellen? Graag! Onderzoeken hebben aangetoond dat vasten kan zorgen voor meer BDNF-productie in het lichaam. Meer BDNF kan zorgen voor meer groeiende hersencellen, wat kan helpen om beter te leren en dingen beter te onthouden.

Met echte mensen en echte resultaten

Wetenschap is cool, maar hoe komt dit tot uiting in het echte leven? Mensen die vasten zeggen vaak dat ze zich mentaal scherper voelen, met helderder denkvermogen, een beter werkend geheugen, en de vervelende hersenmist begint op te trekken. Het gaat niet alleen om het tegengaan van achteruitgang; het gaat om het helpen van mensen van alle leeftijden om hun volledige potentieel te bereiken.

De motivatiehoek

Het is prima als de woorden "uitdaging" of "leren" je een beetje doen zweten. Onthoud dat je hersenen meer groeien naarmate je meer werkt! Maak je geen zorgen dat je niet slim genoeg bent of dat het te laat is. Jij hebt een extra voordeel omdat je aan het vasten bent, wat je hersenen geeft wat ze nodig hebben: nieuwe situaties. Het gaat er niet om perfect te zijn; het gaat erom open, speels en vastberaden te zijn om je geweldige brein te helpen zijn best te doen!

Introductie van Vasten: Een mogelijke route naar een gezonde en vernieuwde geest

Tot nu toe hebben we het gehad over hoe onze hersenen veranderen naarmate we ouder worden en hoe veranderlijk ze kunnen zijn. Laten we het nu dus eens hebben over een idee dat in eerste instantie misschien een beetje vreemd lijkt: niets eten kan heel goed zijn voor je hersenen, als je het zorgvuldig doet.

Luister goed, want we gaan nu duiken in de fascinerende wereld van vasten en hoe het je kan helpen je hersenen gezond in conditie te houden - je hele leven lang.

Vasten: Een oude praktijk en een nieuwe wetenschap

Mensen hebben honderden jaren gevast om verschillende redenen, waaronder religieuze, spirituele of gezondheidsredenen. Pas recent heeft de moderne wetenschap bijgebeend en een aantal echt interessante dingen ontdekt over hoe vasten het brein en het lichaam beïnvloedt.

Ik ga een grote mythe de wereld uit helpen: vasten is niet hetzelfde als jezelf uithongeren. Uithongering is wanneer je lange tijd niet kunt eten en niet kunt stoppen. Dat is slecht voor je lichaam. Vasten daarentegen, is wanneer je zelf kiest wanneer je eet, soms voor langere perioden. Je kunt het zien als je lichaam een geplande pauze geven van continu verwerking.

Wat verandert er in de hersenen als je vast?

Nu wordt het echt interessant. Als we een tijdje niet eten, stoppen onze lichamen met het gebruiken van glucose (suiker) uit voedsel als brandstof en beginnen ze met het afbreken van overtollig vet. Deze verandering in het metabolisme veroorzaakt een reeks positieve veranderingen op cellulair niveau. En die lijken het grootste effect te hebben op de hersenen. Dit zijn een paar belangrijke manieren waarop vasten de werking van je hersenen kan verbeteren:

Beschermingsstand: AAN. Onderzoek laat zien dat vasten kan helpen hersencellen te beschermen tegen beschadiging, wat hen zou kunnen behoeden voor de aftakeling die vaak voorkomt bij Alzheimer en Parkinson bij het ouder worden. Het is alsof je een pantser om je hersencellen bouwt!

Revitalisatiestation: Komt u maar! Herinner je je nog hoe we het hadden over autofagie, het proces van cel-schoonmaak? Autofagie draait overuren als je vast. Dat betekent het opruimen van celafval en andere zaken die de boel kunnen verstoppen. Dit zou de gezondheid en efficiëntie van de hersencellen verbeteren.

Mentale Groeispurt: Er is aangetoond dat vasten de hoeveelheid BDNF verhoogt, een speciaal eiwit dat hersencellen helpt groeien en gezond blijven. Het verbetert ook het geheugen en het leervermogen.

Meer dan alleen 'buzzwords': Wat betekent dit voor JOU?

Hoewel de wetenschap interessant is, wat betekent het in de echte wereld? Onderzoekers en mensen die vasten, melden vaak voordelen zoals:

Helderder Denken: Stel je voor dat die mistige dagen verdwijnen en worden vervangen door dagen waarop je geest helderder en gefocusser is.

Geheugen Power-Up: Minder frustrerende 'puntje-van-de-tong'-momenten en je beter namen, data en andere handige informatie kunnen herinneren.

Stemmingsbooster: Vasten kan je humeur verbeteren en helpen je angsten te verminderen, wat kan leiden tot een gevoel van rust en mentale gezondheid.

Er is niet één vasten-methode voor iedereen

Het is belangrijk om te vermelden dat vasten op verschillende manieren kan worden gedaan. In de volgende hoofdstukken zullen we het meer hebben over de verschillende opties, zoals intermitterend vasten en langere, gecontroleerde vastenperiodes.

Ook zullen we bespreken hoe je de beste optie voor jou kunt vinden bij het ouder worden. Voor nu is het belangrijkste om te onthouden dat vasten geen manier is om je eetpatroon ernstig te beperken. In plaats daarvan draait het om het slim gebruiken van het natuurlijke vermogen van je lichaam om te herstellen en te verjongen, en je hersenen staan klaar om daar echt fantastische resultaten mee te boeken.

Iets opbeurends

Het is prima als de gedachte aan vasten je ongemakkelijk of onwennig maakt. Zie dit als het begin van een avontuur. Je bent op punt om te leren hoe vasten een waardevol, eenvoudig en veilig hulpmiddel kan zijn. Het beste? Je gaat zelf de mogelijke breinboost-effecten ervaren! Het is niet genoeg om alleen maar verslagen te lezen; je moet ervoor kiezen om op de lange termijn voor je verbazingwekkende hersenen te zorgen.

Hoofdstuk 2: De kracht van vasten: meer dan alleen afvallen

Oké, je bent nu dus geïnteresseerd in hoe vasten je hersenen kan helpen. Maar laten we, voordat we het gaan hebben over de verschillende manieren om te vasten, eerst duidelijk maken wat vasten eigenlijk betekent. Geloof niet alles wat je denkt te weten over crashdiëten en niets eten. Je wordt niet gestraft als je vast; het is een krachtige manier om je lichaam (en, zoals we zullen zien, je hersenen!) een kans te geven om te resetten en te herstellen. Dit is wat er gebeurt:

Hoe vasten werkt: het is niet alleen maaltijden overslaan

Vasten betekent grotendeels dat je voor een bepaalde periode geen voedsel eet. Je geeft je spijsverteringsstelsel even rust, zodat je lichaam zich kan concentreren op andere belangrijke taken zoals het verwijderen van afval en het repareren van cellen.

Het belangrijkste verschil tussen vasten en honger lijden is dat honger lijden een toestand is van niet kunnen eten. Vasten daarentegen is een keuze die je maakt om je lichaam een pauze te geven van het continu verwerken van voedsel.

Vasten is al heel lang een bestaande gewoonte, het is geen trend.

Mensen uit vele geloven en culturen vasten al honderden jaren. Het was niet alleen om religieuze redenen; mensen voelden intuïtief aan dat het goed voor hun lichaam was om even rust te nemen. Nu is de wetenschap aan het inhalen, en laat ze ons de interessante manieren zien waarop vasten onze gezondheid beïnvloedt, inclusief onze hersenkracht!

Hoe vind je jouw juiste methode: de vele gezichten van vasten

Het mooie van vasten is dat het op verschillende manieren gedaan kan worden. Er is niet één methode die iedereen perfect past. Hieronder staat een lijst met een aantal veelvoorkomende manieren waarop je het kunt proberen:

Time-Restricted Eating (TRE), oftewel in tijdsbestek eten: Bij deze methode gaat het erom dat je de tijdsperiode waarin je mag eten elke dag beperkt. Stel je voor dat je je avondmaaltijd om 20.00 uur beëindigt, geen ontbijt eet, en dan pas weer om 12.00 uur de volgende dag eet. Dit zorgt dagelijks voor een vastenvenster van 16 uur (hallo, 16:8 methode!). TRE is een geweldige manier om geleidelijk aan vasten te wennen, en het is gemakkelijk in te passen in het leven van de meeste mensen.

Het 5:2-dieet: Hierbij eet je vijf dagen per week normaal. De laatste twee dagen beperk je je calorie-inname tot tussen 500 en 600, maar niet achter elkaar. Het is een goede keuze voor mensen die houden van een georganiseerde maar flexibele aanpak.

Het Eat Stop Eat-dieet: Bij deze methode vast je één of twee keer per week gedurende 24 uur. Omdat het een meer intense methode is, is het verstandig om eerst met je huisarts te overleggen. Daarentegen houden sommige mensen juist van de eenvoud van een één keer per week vastendag.

Alternate-Day Fasting (ADF), oftewel om-de-dag vasten: Bij deze methode eet je op bepaalde dagen normaal, en op afwisselende dagen zeer weinig calorieën (ongeveer 500 calorieën). Hoewel het uitdagend kan zijn, kan het ritme van afwisselende dagen voor sommige mensen goed werken.

Let op: Luister altijd goed naar je lichaam! Als je nog nooit eerder gevast hebt, begin dan langzaam en bouw je vastentijden geleidelijk op. Het is ook belangrijk om tijdens je vasten veel water te drinken. Natuurlijk, als je al gezondheidsklachten hebt, moet je vóór het beginnen van vasten altijd eerst met je huisarts overleggen.

Verder dan de basis: Dingen om aan te denken voor mensen boven de 40

Als je veertig jaar of ouder bent, zijn er een paar extra dingen waar je over na moet denken als je vasten overweegt:

Medicijnen: Tijdens het vasten kan het nodig zijn om sommige medicijnen aan te passen. Vraag je huisarts om advies.

Bloedsuikermanagement: Als je diabetes hebt of risico loopt op diabetes, moet je je vasten zorgvuldig plannen om je bloedsuikerwaarden stabiel te houden.

Hydratatie is essentieel: Dit is voor iedereen belangrijk, maar nog belangrijker naarmate we ouder worden. Zorg ervoor dat je voldoende water drinkt tijdens je vasten.

Aanpassingen voor het verouderende brein: Ik denk dat het waardevol zou zijn om een subsectie in dit hoofdstuk op te nemen die zich specifiek richt op vasten als ondersteuning voor de verouderende geest. We kunnen benadrukken hoe vasten autofagie bevordert (het opruimen van cel-afval) en de productie van BDNF stimuleert, twee belangrijke voordelen voor de cognitieve gezondheid.

Niet te overweldigd door alle opties!

Er is geen 'juiste' manier om te vasten. Het belangrijkste is dat je een methode vindt die voor jou en je levensstijl werkt. Hier zijn een paar manieren om dit aan te pakken. Zie ze maar als een menu. Neem wat jou aanspreekt en bij je past.

Dit is de echte winst van vasten: je verliest meer dan alleen gewicht

We hebben het er al over gehad dat vasten niet alleen voor gewichtsverlies bedoeld is. Eindelijk wijst het onderzoek ook uit dat vasten verschillende gezondheidsvoordelen kan hebben, waaronder:

Verbeterd Denkvermogen: Zoals we besproken hebben, kan vasten werken als mentale voorjaarsschoonmaak, wat mogelijk het geheugen, de focus, en de algehele hersenfunctie kan verbeteren. Daar voel je je beter bij.

Cel vernieuwing: Weet je nog die opruimactie van cellen, autofagie? Die gaat op topsnelheid draaien als je vast, wat mogelijk je lichaam (en brein!) gezonder en sterker maakt.

Ziektepreventie: Sommige studies laten zien dat vasten kan helpen het risico op chronische aandoeningen zoals diabetes, hartaandoeningen, en zelfs sommige soorten kanker te verlagen. Het kan een waardevol hulpmiddel zijn om je lichaam in topvorm te houden.

Belangrijk: Vasten zal niet al je problemen oplossen. Deze tool werkt het beste in combinatie met goede gewoonten zoals gezond eten, beweging en omgaan met stress. Het is een beetje zoals dat magische ingrediënt dat alles wat je al doet, beter laat werken.

Je mindset veranderen: De uitdaging accepteren

Aanvankelijk kan het idee om niet te eten eng lijken. Maar hier is het ding: het aangaan van uitdagingen is hoe je je geest versterkt (want ja, je hersenen hebben oefening nodig, net als je lichaam!).

Denk terug aan de eerste keer dat je aan een vorm van

lichaamsbeweging begon. Voelde het gelijk comfortabel? Waarschijnlijk niet. Maar terwijl je doorging, werd het makkelijker, en begon je resultaten te zien. Vasten werkt op dezelfde manier. Die initiële hongergevoelens zullen weggaan, en terwijl je mentaal beter gaat voelen en mogelijk vooruitgang in je gezondheid ziet, zul je deze periodes van vasten steeds meer zien als een vorm van kracht - niet van ontbering.

Een woordje over veiligheid

De meeste gezonde mensen kunnen veilig vasten, mits ze een aantal basisregels in acht nemen. Maar sommige mensen, vooral degenen met één van de volgende aandoeningen, hebben mogelijk iets zorgvuldigere begeleiding nodig:

Zwanger zijn of borstvoeding geven

Diabetes hebben

Een geschiedenis van eetproblemen

Bepaalde onderliggende gezondheidsaandoeningen

Overleg altijd met je arts om te bepalen wat je nodig hebt en maak een voor jou werkbaar plan.

Neem een pauze wanneer je lichaam dit aangeeft

Als je begint met vasten, let dan op deze tekenen om te weten wanneer het tijd is om je vast te verbreken en te eten:

Licht gevoel in je hoofd of duizeligheid

Heftige, aanhoudende honger

Heftig trillen of verwardheid

Je hebt niet gefaald! In plaats daarvan geeft je lichaam aan dat het voedsel nodig heeft. Je kunt het altijd een andere dag opnieuw proberen, misschien door voor een kortere

vastenperiode te kiezen.

Het experiment begint!

Vanaf dit moment ben je de baas over je eigen vastenreis. We zullen in volgende hoofdstukken meer ingaan op verschillende soorten vasten, hoe je er geleidelijk aan kunt wennen, en hoe je het meeste haalt uit de mogelijke hersen-boostende effecten. Benader het met een gevoel van nieuwsgierigheid, let op je reacties, en laat de resultaten je motivatie zijn.

Dit hoofdstuk graaft in de geschiedenis van vasten en hoe het al duizenden jaren wordt toegepast

Als we er aan denken kan vasten lijken als weer een zoveelste gezondheidstrend. Maar mensen weten al duizenden jaren dat vasten heilzaam kan zijn – lang voordat wetenschappelijke studies dit konden bevestigen. Laten we een kijkje nemen in de interessante geschiedenis:

Spirituele tradities: Waar lichaam and geest elkaar ontmoeten

Verschillende vormen van vasten zijn onderdeel van vele grote religies, waaronder het christendom, jodendom, islam, boeddhisme, en hindoeïsme. Mensen vastten niet alleen om het lichaam te reinigen; ze zagen het als een krachtige spirituele praktijk die hen zou kunnen helpen zelfbeheersing te ontwikkelen, zich dieper met het spirituele te verbinden, en helderheid te krijgen over innerlijke gedachtenpatronen.

Vasten als Medicijn door oude genezers

Wist je dat Hippocrates, bekend als de "vader van de moderne geneeskunde", geloofde dat vasten mensen kon helpen genezen? Medische professionals in het oude Griekenland, Rome en China dachten dat rust voor het spijsverteringsstelsel het lichaam zou kunnen helpen sneller van ziekte te herstellen. Ze kwamen aardig in de buurt!

Door de eeuwen heen: Een manier om sterk te blijven

In tijden van voedselschaarste moesten mensen wel vasten. Maar mensen over de hele wereld hebben er historisch, zelfs als er voldoende voedsel beschikbaar was, bewust voor gekozen. Dit laat zien dat ze een intuïtief gevoel hadden voor de mogelijke voordelen die verder gingen dan simpelweg calorie-beperking.

Nu bevinden we ons in het tijdperk van de moderne wetenschap

Hoewel het concept van vasten misschien oud lijkt, zijn wetenschappers eigenlijk nog maar pas begonnen de gezondheidseffecten ervan te bestuderen. De nieuwe resultaten zijn echter zeer spannend:

Cellulaire supersterren: Opkomend onderzoek helpt ons begrijpen waarom vasten goed lijkt te zijn voor het brein en het lichaam. Onderzoekers zijn begrippen als autofagie (het recyclen van cellen) en BDNF-productie (de groei van hersencellen) op het spoor gekomen. Dit verschaft inzicht in het ontstaan van die oude observaties .

Krachtig hulpmiddel voor ziektepreventie: Studies beginnen een verband te laten zien tussen vasten en mogelijke veranderingen in insulineresistentie, bloedsuikercontrole, en een vermindering van ontstekingen. Al deze factoren zijn belangrijk ter bestrijding van chronische ziekten.

De brein-boost: De nieuwsberichten vliegen ons om de oren met spannende onderzoeksresultaten over hoe vasten kan bijdragen aan het beschermen van onze hersenen tegen leeftijdsgebonden achteruitgang, en cognitieve functies kan verbeteren. Voor ons boven de 40 raakt dit echt een belangrijk thema!

Een interessante link tussen oude traditie en nieuwe kennis

Het is fascinerend om te zien hoe veel inzichten uit het verleden nu ondersteund worden door de moderne wetenschap. Zo blijkt het dat die spirituele vastenperiodes en traditionele geneeswijzen mogelijk veel meer effect hebben gehad dan alleen op lichamelijk niveau. Misschien hebben ze ook cellen en de hersenen beïnvloed op manieren die we nu pas beginnen te begrijpen.

Lessen uit ons verleden

Wat kunnen we allemaal leren over vasten, vanuit alle geschiedenis waar we naar gekeken hebben?

Respect voor traditie: vasten is geen recent bedenksel. Het kennen van de rijke geschiedenis kan extra stimulans geven en een gevoel van verbondenheid met iets dat veel groter is dan wijzelf.

Vertrouw in de natuurlijke intelligentie van je lichaam: Mensen hebben in tijden van overvloed en schaarste geleefd en zijn tot veel in staat. Onze lichamen zijn opvallend veerkrachtig en kunnen op natuurlijke wijze tot zelfgenezing komen wanneer ze de kans krijgen.

Meer dan wilskracht: Zelfdiscipline is belangrijk, maar vasten kan ons leren beter te luisteren naar de signalen van ons lichaam en deze signalen te waarderen.

Wetenschap ondersteunt de wijsheid

Het mooie is dat we niet alleen onze blik naar het verleden moeten richten voor inzicht. De moderne wetenschap biedt ons een kans te leren over het interessante "waarom" achter de mogelijke voordelen van vasten. Het samenbrengen van zowel de oude wijsheid als het geavanceerde onderzoek, vormt een krachtige combinatie.

Je bent deel van de ontdekking

Het uitzoeken van vasten als een mogelijke manier om je brein-gezondheid en algehele gezondheid te verbeteren is een belangrijke stap in je gezondheidsreis. Je zou jezelf kunnen zien als zowel deelnemer aan een oude praktijk, als een experimenter, die nieuwe dingen ontdekt over je eigen lichaam.

Laat de geschiedenis je motivatie zijn!

Door je bewust te zijn van de geschiedenis achter vasten, kun je het benaderen met veel meer dan alleen een gewichtsverlies-mindset. Zie jezelf het

Belangrijke voordelen van vasten voor de hersenen

Stel je je brein voor als een bruisende stad met miljoenen hardwerkende inwoners. Vasten kun je zien als een gepland stadsvernieuwingsproject: het oude opruimen en plaats maken voor het nieuwe. Zo verbeter je de werking van het hele systeem. Hier zijn enkele fascinerende processen die daarbij een rol spelen:

Mechanisme #1: Autofagie - Hersenreinigingsploeg in actie

Denk aan kleine opruimrobotjes die door je hersencellen zoeven. Dat is in wezen autofagie. Het is een natuurlijk proces waarbij cellen beschadigde of versleten onderdelen verwijderen en hergebruiken. Verkeerd gevouwen eiwitten worden in verband gebracht met hersenaandoeningen.

Waarom dit belangrijk is: Autofagie vertraagt naarmate we ouder worden, wat kan leiden tot een ophoping van celafval. Vasten versnelt de autofagie. Dit ruimt je hersenen op en kan je risico op cognitieve achteruitgang bij het ouder worden verminderen.

Mechanisme #2: BDNF Boost - Bouwen aan een krachtiger brein

Ken je BDNF nog? Dit bijzondere eiwit voedt je hersenen, bevordert de groei van nieuwe cellen, versterkt de verbindingen daartussen, en ondersteunt je geheugen en leervermogen.

Wat het betekent: Studies tonen aan dat vasten het BDNF-gehalte verhoogt. Meer BDNF, ongeacht je leeftijd, verbetert de cognitieve functies, flexibiliteit, en algehele 'hersenpower'.

Mechanisme #3: Verminderde stress en innerlijke rust

Als je veel stress hebt, overspoelt het stresshormoon cortisol je hersenen. Dat is op den duur slecht voor je geheugen, focus, en stemming.

Waarom dit belangrijk is: Vasten helpt het cortisolniveau in balans te houden. Het kan ook de productie van het 'feel-good' stofje GABA verhogen, wat je een kalm gevoel geeft en je brein stressbestendiger maakt.

Mechanisme #4: Ketonen - Brandstof voor het brein

Wanneer je vast, schakelt je lichaam over van het verbranden van glucose (suiker) naar het verbranden van opgeslagen vetten, waarbij ketonen ontstaan. Ketonen vormen niet alleen brandstof voor je lichaam, maar zijn ook goed voor je hersenen.

Waarom dit belangrijk is: Studies suggereren dat ketonen hersencellen kunnen beschermen, ontstekingen verminderen en de energieproductie van je hersenen zelfs kunnen verhogen. Sommige onderzoeken tonen aan dat ketonen de cognitieve functies kunnen verbeteren en je hersenen mogelijk beschermen tegen leeftijdsgerelateerde achteruitgang.

Mechanisme #5: Vuurdovend effect - Ontstekingen onderdrukken

Chronische ontstekingen liggen aan de basis van vele gezondheidsproblemen, van hart- en vaatziekten tot depressie. Wist je dat je hersenen ook last kunnen hebben van ontstekingen? Naarmate je ouder wordt, belemmeren ontstekingen het helder denken en geheugen.

Waarom dit belangrijk is: Onderzoek suggereert dat vasten ontstekingen in zowel de hersenen als het lichaam kan helpen verminderen. Minder ontstekingen vertalen zich naar helderder denken, een beter humeur, en mogelijk een lager risico op hersenziekten.

Het grotere plaatje: Een verbeterd brein

Het is niet één specifiek mechanisme dat het werk doet, maar juist de manier waarop ze samenwerken. Als je vast, zet je een kettingreactie van positieve effecten voor je hersenen in gang:

Grote schoonmaak: Je ontdoet je van afval (autofagie) en bouwt tegelijkertijd sterkere hersenstructuren (BDNF-boost).

Zen Meester: Door stress en ontstekingen te verminderen, kan vasten je helpen je kalmer, meer gefocust, en mentaal helderder te voelen.

Flexibel krachtpakket: Vasten helpt de stofwisseling van je hersenen flexibeler te worden, waardoor het makkelijker kan schakelen tussen energiebronnen. Ook kan het je hersenen veerkrachtiger maken tegen veranderingen die bij het ouder worden horen.

Wat het voor jou kan betekenen

De wetenschappelijke kant is leuk, maar laten we praktisch worden:

Vaarwel hersenmist: Stel je dagen voor waarop hersenmist verdwijnt en plaatsmaakt voor scherpe focus en een helder hoofd.

Geheugen opkikkeren: Vergeet die frustrerende 'puntje-van-de-tong'-momenten en ervaar een verbeterd geheugen.

Sta open voor uitdagingen: Vasten kan nieuwe interesses aanwakkeren en je brein actief en scherp houden.

Emotionele superheld: Voel je sterker, beter in staat om je stemming te beheersen, en om te gaan met de stress van het leven zonder eraan onderdoor te gaan.

Motivatiehoekje

Vergeet niet dat je hersenen niet vastliggen; je bént in staat de gezondheid ervan te beïnvloeden! Vasten geeft je hersenen krachtige hulpmiddelen om beter te functioneren. Ben je klaar om het proces van herstel, vernieuwing, en groei te versnellen? Vasten kan precies de kans zijn die je zoekt.

Mythes uit de wereld helpen en wennen aan het idee van vasten

Het woord "vasten" kan zorgen en verkeerde ideeën oproepen. Laten we een aantal veelvoorkomende misverstanden tackelen en angst en twijfel wegnemen door mensen voor te lichten en het gevoel van controle te geven.

Mythe #1: Zonder eten is vasten*

Zeker niet! Vergeet niet dat vasten een bewuste keuze is, en niet een toestand van willekeurig tekort zoals uithongering. Door vastenplannen te volgen, geef je je hersenen en lichaam een pauze van de constante spijsverteringscyclus, terwijl je toch genoeg voedsel en water binnenkrijgt.

Mythe #2: Door te vasten gaat mijn stofwisseling omlaag*

Deze misvatting is hardnekkig, maar klopt niet! Tijdens korte vastenperiodes kan je stofwisseling juist iets versnellen. Zelfs als er een kleine daling is, is die meestal tijdelijk en niet heel groot. Het is zo dat wanneer je minder eet, je lichaam opgeslagen energie efficiënter gaat verbranden. Je stofwisseling schakelt namelijk over op het verbranden van je vetreserves.

Mythe #3: Bij lang vasten verlies je spieren*

Athleten en zeer actieve mensen hoeven zich het meest zorgen te maken om deze mythe. Bij extreem lang vasten (wat we niet gaan doen!) kan er wat spierverlies optreden, maar de gematigde, tijdsgebonden vastenmethoden die we bespreken, helpen je lichaam juist om opgeslagen energie efficiënter te gebruiken. Zo kun je je vetvrije spiermassa behouden, mits je het goed aanpakt.

Mythe #4: Vasten maakt je zwak en hongerig*

Hier zit wel een kern van waarheid in, vooral in het begin! Verwacht de eerste keer dat je wenningstijd nodig hebt om niet continu te snacken. Je kan je iets hongeriger, prikkelbaarder, en vermoeider voelen, maar dit verdwijnt vaak na een paar dagen.

Mythe #5: Vasten is slecht voor je*

Gezonde volwassenen kunnen over het algemeen veilig korte tijd vasten, zolang ze de juiste richtlijnen volgen. Maar raadpleeg zeker je huisarts, vooral als je medicatie gebruikt of gezondheidsproblemen hebt. Zij kunnen je adviseren of vasten in jouw geval past.

Blijf naar je lichaam luisteren! Begin rustig aan en verleng je vastenperiodes geleidelijk. Raak je onwel, duizelig, of voel je je lange tijd slap, breek je vasten dan af en probeer het later nog een keer, misschien met een kortere periode.

Stap voor stap wennen: Zo vergroot je jouw kracht

Vasten lijkt op het beginnen met een nieuw trainingsschema. Je zou na jarenlang bankhangen geen marathon gaan rennen, toch? Laten we een stapsgewijs, laagdrempelig plan uitwerken:

Stap 1: 's Nachts langer vasten: Eet je al niets tussen het avondeten en ontbijt? Probeer dan eerst 12 uur achter elkaar niets te eten. Bouw dit geleidelijk uit naar 14-16 uur vasten, een paar keer per week.

Stap 2: Probeer Time-Restricted Eating (TRE): Ben je gewend aan langere nachtelijke vastenperiodes? Kijk dan eens naar TRE-schema's zoals 16:8. Dit betekent dat je al je maaltijden binnen een tijdsvenster

Stap 3: Overweeg langere vastenperiodes (optioneel): Als TRE goed voelt en je het een stapje verder wilt brengen, overleg dan met je huisarts of het veilig is om af en toe een 24-uurs vast toe te voegen aan je plan.

Tips om makkelijker te wennen:

Stap 4: Blijf gehydrateerd: Drink veel water tijdens je vastenperiodes om hoofdpijn en honger te verminderen.

Stap 5: Ben je écht honger (rammelende maag, etc.)? Luister naar echte hongergevoelens, maar bedenk of je misschien uit gewoonte of verveling wilt eten. Probeer iets leuks, zoals een wandelingetje of in je dagboek schrijven.

Stap 6: Kies bewust wat je eet: Na het vasten eet je volwaardige, onbewerkte voeding, eiwitten, en gezonde vetten om je verzadigd en energiek te houden.

Denkpatronen zijn de sleutel

Zie vasten als een experiment om beter voor jezelf te zorgen. Let op hoe je lichaam en geest reageren. Niet alle voordelen zijn direct voelbaar, dus geniet van kleine overwinningen, zoals meer energie, een heldere geest, en een sterker gevoel van controle.

Vergeet niet: vasten is geen straf, maar een hulpmiddel. Omarm het als een nieuwe manier om je fantastische brein te verzorgen en zijn volledige potentieel te bereiken!

Hoofdstuk 3: Intermitterend vasten: Flexibel en effectief

Intermitterend vasten kent verschillende vormen, zoals "time-restricted eating", om-de-dag vasten, enz. Het fijne aan intermitterend vasten is dat er geen 'one size fits all' is. Laten we een aantal populaire en eenvoudig te implementeren IF-methodes bekijken, waar ze uit bestaan, en voor wie ze geschikt zijn:

Type 1: Time-Restricted Eating (TRE): dé instapmethode

Wat het is*: TRE betekent dat je al je maaltijden consumeert binnen een bepaald tijdsvenster, en vast tijdens de rest van de dag. Voor velen werkt de 16:8-methode goed: 16 uur vasten, gevolgd door een eetvenster van 8 uur. Ben je een beginner? Dan kun je ook met een 14:10 of zelfs 12:12 ritme starten.

Waarom het zo geschikt is*: TRE is een makkelijk te begrijpen methode voor beginners. Waarschijnlijk vast je 's nachts al; TRE verlengt die periode gewoon iets. Voor de meeste mensen is dit goed in te passen in hun dagschema.

Perfect voor*: Mensen die nieuw zijn aan vasten, niet van te strikte regels houden, en voor een duurzame verandering van leefstijl gaan, die zowel hersenfunctie als algehele gezondheid zal verbeteren.

Type 2: Alternate-Day Fasting (ADF): Next level vasten

Wat het is*: ADF betekent afwisselen tussen 'feestdagen' waarop je normaal eet, en 'vastdagen' waarop je ofwel heel weinig (rond de 500) calorieën tot je neemt, of 24 uur helemaal niet eet.

Waarom het zo geschikt is*: Onderzoek wijst uit dat ADF grote voordelen voor de stofwisseling kan hebben en gewichtsverlies ondersteunt. Voor sommigen is de simpele richtlijn van afwisselende dagen makkelijk vol te houden.

Perfect voor*: Mensen die klaar zijn voor een uitdagendere methode en willen kijken of ze hun metabolisme een boost kunnen geven. Maar, ADF werkt niet voor iedereen. Overleg met je huisarts voordat je aan deze methode begint is verstandig.

Type 3: Het 5:2 Dieet: Voor de deeltijdvaster

Wat het is*: Deze methode bestaat uit vijf dagen normaal eten, gevolgd door twee dagen caloriebeperking tot 500-600 calorieën, liefst niet achter elkaar.

Waarom het zo geschikt is*: Het 5:2 dieet biedt flexibiliteit en kent nog steeds die restrictievere, mogelijkerwijs stofwisselingsversnellende vastendagen. Het kan goed werken voor mensen die van structuur houden, maar niet continu willen vasten.

Perfect voor*: Mensen die van planmatigheid houden, moeite hebben met langere vastperiodes, of het idee van slechts twee vastendagen per week prettig vinden.

Type 4: The Warrior Diet: De extreme variant

Wat het is*: Deze strikte methode bestaat uit dagelijks 20 uur vasten, gevolgd door een 4-uurs 'feestvenster' in de avond. Het richt zich op het consumeren van voornamelijk onbewerkte voeding tijdens dat venster.

Waarom het zo geschikt is*: The Warrior Diet kan een aanzienlijke caloriebeperking teweegbrengen, maar het korte eetvenster zorgt wel voor voldoende eiwit inname. Voor sommigen werkt deze strikte structuur motiverend.

Perfect voor*: Deze methode is NIET geschikt voor beginners. Beter voor ervaren vasters, mensen die zorgvuldig een voedzame 4-uurs maaltijd kunnen plannen, en uitdaging niet uit de weg gaan.

Bonus: Af en toe langere vasten: verdieping (onder begeleiding)

Vasten van 48 uur of langer kunnen extra voordelen hebben, maar kennen ook meer risico's. Deze vormen van vasten horen ALLEEN onder doktersbegeleiding plaats te vinden en hebben geen hoofdfocus in dit boek. Voor diegenen die, in samenspraak met hun arts, meer willen leren, toch een korte vermelding.

Flexibel blijven: Aanpassen aan jouw leven

Zie intermitterend vasten niet als een set strikte regels. Zo zorg je ervoor dat het perfect bij je past, vooral naarmate je ouder wordt:

Varieer met je eetmomenten: Het mooie van TRE is dat je elke dag kunt schuiven met wanneer je eet en wanneer je vast. Werkverplichtingen of etentje met vrienden? Je kunt makkelijk aanpassen wanneer nodig!

Luister naar je lichaam: Sommige dagen is 16-uur vasten makkelijk, andere dagen voelt 12 uur beter. Volg je lichaamssignalen!

Ga voor vooruitgang, niet voor perfectie: Het is oké om eens een vast over te slaan of je periode in te korten. Zolang je het merendeel van de tijd volhoudt, is dat de sleutel!

Motivatiehoekje Zie dit als een spannend avontuur! Experimenteer met verschillende varianten om te ontdekken wat het beste bij jouw lichaam, voorkeuren, en levensstijl past. Door je lichaam deze geplande rustperiodes te gunnen, laat je vooral die fantastische zelfhelende vermogens schitteren – zeker voor je brein!

Aan de slag met intermitterend vasten

Je hoeft niet in het diepe te springen met intermitterend vasten. Een gepersonaliseerd, opbouwend plan dat je lichamelijke én mentale energie ondersteunt, is de sleutel. Laten we een stapsgewijs plan maken om jouw 'fasting flow' te vinden!

Fase 1: Warming Up - Je natuurlijke vasten verlengen Tijdens je slaap vast je al zonder erbij stil te staan! Stap één is om die nachtelijke vastenperiode geleidelijk te verlengen:

Doel: 12 á 14 uur: Probeer 12 tot 14 uur tussen diner en ontbijt te laten zitten. Als je om 20.00 uur dineert, schuif je ontbijt naar 08.00 of 09.00.

Kleine stapjes: Verleng eerst met een uur tegelijkertijd. Als 12 uur goed gaat, probeer eens met een extra half uurtje. Merk goed op wat je lichaam je vertelt – dat dicteert het tempo.

Check je hongergevoel: Echte hongersignalen (knorrende maag, merkbare energiedip) verschillen van je 'snacktrek'. Observeer hoe je je voelt naarmate je het nachtelijk vasten verlengt.

Fase 2: Time-restricted eating (TRE) starten Zodra de iets langere nachtelijke vasten goed gaan, is het tijd voor TRE! Onthoud, deze methode is uitermate flexibel en beginnersvriendelijk:

Kies je plan: Start met een 14:10 of 16:8 schema. 16:8 betekent 16 uur vasten en al je maaltijden eten binnen een periode van 8 uur.

De kracht van flexibiliteit: Elke dag hoeft er niet hetzelfde uit te zien. Waarom zou je niet een keer het ontbijt overslaan en alleen lunchen en dineren? Works like a charm! Vind een ritme dat voor je werkt.

(Lichte) maaltijdplanning: Je hebt geen ingewikkelde plannen nodig, maar denk even na over wat je als eerste maaltijd na je vasten gaat eten. Eiwitten en gezonde vetten zorgen voor langdurige verzadiging.

Fase 3: Leveling up (optioneel) Na een paar weken comfortabel met TRE? Je bent misschien klaar om uitdagendere vasten te proberen, maar onthoud: het is een keuze!

ADF introductie: Start mild, pak één dag per week als volledige vastendag óf als dag met maximaal 500 calorieën. Als dit goed aanvoelt kun je het geleidelijk wat opbouwen.

Zo werkt 5:2: Kies twee, niet opeenvolgende dagen per week voor ernstige caloriebeperking. De overige dagen eet je gewoon en gezond.

Sleutelwoord: zelfonderzoek: Let scherp op hoe je lichaam én geest op deze langere vasten reageren. Sommigen zullen ze minder prettig vinden, en da's prima. TRE is op zichzelf al erg sterk!

Succesvol zijn op elk niveau:

Hydratatie: Drink veel water, kruidentheeën en zwarte koffie. Zeker tijdens de aanpassingsfase helpen deze drankjes honger onder controle te houden en hoofdpijn/vermoeidheid tegen te gaan.

Echte honger negeren is zinloos: Als je je licht in het hoofd, duizelig, of erg beroerd voelt, eet dan een lichte snack om je vasten te breken. Morgen weer een nieuwe poging!

Kies onbewerkt voedsel: Wanneer je eet, breek je vast met maaltijden rijk aan eiwitten, gezonde vetten, en kleurrijke groenten. Zo haal je optimaal voordeel voor lichaam én brein.

Houd je voortgang bij: Schrijf op hoe je je voelt vóór en ná je vasten, inclusief energieniveau, mentale helderheid, etc. Belangrijk om te onthouden: niet voor iedereen is IF geschikt. Deze positieve veranderingen motiveren je op moeilijkere momenten.

Raadpleeg altijd eerst je arts voordat je begint, vooral bij bestaande gezondheidsklachten of medicatiegebruik.

Mindset shift: Sterker worden terwijl je vast

Net als het starten met een nieuwe workout, kent vasten een wenningsperiode. Echter, net als sporten je spieren sterker maakt, vergroot vasten de flexibiliteit van lichaam en geest enorm. Dus:

De eerste, dappere dagen: Verwacht hongergevoel en minder energie. Doorzetten, deze verdwijnen meestal snel!

Energie opleving: Na de eerste aanpassing geven veel mensen aan zich scherper en helderder te voelen. Geniet van die overwinningen!

Geen focus op ontbering: Denk aan de kracht van een pauze inzetten voor die fantastische herstelprocessen, en dat je jouw hersenen en lichaam een break geeft van continue spijsvertering.

Motivatiehoekje

Geniet van de ontdekkingsreis! Je mag rustig starten en je vastenperiodes geleidelijk verlengen, precies zoals je lichaam het toelaat. Elke vastenperiode, hoe kort ook, is gezondheidswinst. Er bestaan zoveel methodes - je vindt vast de strategieën die het beste bij jouw lichaam, brein, én levensstijl passen.

IF aanpassen aan jouw 40+ leven: Schema's en voorbeeldplannen

Het mooie aan IF is dat het géén 'one size fits all' is. Flexibiliteit is je beste vriend terwijl je omgaat met werk, gezin, en de unieke veranderingen boven de 40. Let's talk about fasting schema's, voorbeeldplannen, en hoe je het jouw leven laat verrijken in plaats van belemmeren!

Belangrijke aandachtspunten voor boven de 40 Bij het opstellen van je vastenplan, is het goed om rekening te houden met de volgende punten naarmate je wat ouder wordt:

Medicatiebeheer: Vasten kan invloed hebben op wanneer of hoeveel je van bepaalde medicijnen neemt. Raadpleging met je arts vóór aanvang is cruciaal.

Energielevels: Je lichaam kan wat langer nodig hebben om aan vasten te wennen. Experimenteer tot je de beste tijden hebt gevonden, en wees alert op de energie-signalen van je lichaam.

Hormonale veranderingen (met name vrouwen): Door hormonale schommelingen, kunnen sommige vrouwen intenser honger ervaren of meer fluctuaties hebben in hun bloedsuiker. Focus tijdens je eetvensters op nutrientrijke voeding.

Schema's: Je TRE ritme vinden

Laten we kijken hoe TRE in verschillende levensstijlen past. Onthoud: dit zijn slechts uitgangspunten, pas ze naar behoefte aan!

Schema 1: De drukke professional

Eetvenster: 11.00 - 19.00 uur (16:8 methode)

Voordelen: Je vasten rond lunchtijd beëindigen geeft energie tijdens piekuren, en je kunt genieten van een vroeger diner met gezin of tijdens sociale gelegenheden.

Schema 2: De vroege vogel

Eetvenster: 7.00 - 15.00 uur (16:8 methode)

Voordelen: Past bij vroege ritmes en houdt avonden vrij voor ontspanning en eerdere bedtijden (cruciaal voor je hersenen!).

Schema 3: Ploegendienst vriendelijk

Eetvenster: Dagelijkse aanpassingen afhankelijk van dienstrooster (breek bijvoorbeeld je vasten ná je shift, en pers dan nog twee maaltijden in voor de volgende dienst begint).

Voordelen: Past IF aan, zelfs met onvoorspelbare uren. Focus op korte vastenperiodes waar mogelijk, en voedzame maaltijden in je eetvensters.

Voorbeeld-maaltijdplannen: De basis

Geen culinaire hoogstandjes nodig! Prioriteit ligt op onbewerkte voeding, magere eiwitten, en veel groenten voor maximale hersenvoordelen:

Maaltijd 1 na het vasten: Energiebooster

Roereieren met spinazie en avocadotoast

Griekse yoghurt met bessen en een handje noten

Maaltijd 2 na het vasten: Gebalanceerd & verzadigend

Gegrilde kippensalade met gemengde groenten en lichte dressing

Linzensoep met volkorenbroodje

Maaltijd 3 na het vasten: Voedzaam diner

Gebakken zalm met geroosterde groenten en quinoa

Kalkoenballetjes met volkorenpasta en marinara

Slim snacken (indien nodig)

Idealiter voel je je vol tijdens het vasten. Maar een extraatje kan nodig zijn, kies dan:

Handvol noten

Hardgekookt ei

Bottenbouillon (goede bron van elektrolyten)

Stukje fruit

Aanpassingen voor langere vasten (met voorzichtigheid)

Kies je voor ADF of 5:2, let dan op het volgende:

ADF "feestdagen": Prioriteer onbewerkte voeding en voldoende hydratatie. Zie het niet als een onbeperkt eetfestijn, je zult je later waarschijnlijk minder fijn voelen!

5:2 "vastdagen": Plan een kleine, voedzame maaltijd (300-500 calorieën), zoals groenterijke soep of salade met gegrilde vis. Verdeel een paar 'snacks' over de dag indien nodig.

Het belang van flexibiliteit!

Het leven overkomt je! Zo ga je om met onvermijdelijke veranderingen:

Sociale events: Geen stress! Pas je eetvenster iets aan, geniet van het evenement, en hervat de volgende dag je normale vastenroutine.

Onverwachte honger: Breek je vasten met een lichte snack. Luister naar je lichaam, ellende doorstaan is zinloos. Je kunt de volgende keer weer voor een langer vastenvenster gaan.

Reistijd: Profiteer van lange vluchten of autoritten als ingebouwde vastenperiodes. Neem gezonde snacks mee, mocht je ideale eetvenster niet mogelijk zijn.

Motivatiehoekje

Vergeet niet dat elk beetje vasten potentieel goed voor je is! Laat perfectie je niet afremmen. Vooral op de lange termijn maakt dít een echt verschil voor je hersenen en gezondheid, zelfs als je alleen voor kortere vastenperiodes kiest. Geniet van elke stap die past bij je drukke 40+ levensstijl!

Hoofdstuk 4: Uitgebreide vasten opties

Het verkennen van langere vasten (24 uur +)

Tot nu toe hebben we gesproken over manieren om intermitterend vasten te doen die gemakkelijk in uw dagelijks leven passen. Maar wat als je langer wilt vasten dan die kleine tijdsperioden?
Langere vasten, meestal 24 uur of meer, kunnen sommige van de voordelen die we al hebben gesproken nog sterker maken. Ze komen echter met meer risico's en zijn niet geschikt voor iedereen.

Belangrijk: Als u medicijnen gebruikt of al een gezondheidsprobleem heeft, moet u alleen langdurig vasten met de hulp van een opgeleide arts. Deze sectie is alleen voor uw kennis; het is niet bedoeld om medisch advies te vervangen!

Waarom zou je denken aan langere vasten?

Hier zijn enkele van de mogelijke voordelen van deze langere vasten die ervoor zorgen dat mensen ze willen proberen:

• Sneller autofagie: Wanneer je vasten voor langere hoeveelheden tijd, uw lichaam versnelt autophagie, dat is een geweldig proces voor het reinigen van cellen. Dit kan helpen om zich te ontdoen van de dode cellen en andere junk die je veroudert en veroorzaakt ziekten gerelateerd aan het ouder worden.

• Diepere stofwisseling Reset: Sommige onderzoeken tonen aan dat langere vasten kan leiden tot een meer belangrijke metabolische verschuiving, waardoor je lichaam beter in het gebruik van vet als brandstof en het maken van insuline werken efficiënter.

• Betere mentale helderheid: Veel mensen zeggen dat lang vasten hen helpt zich te concentreren en helder te denken. Dit kan zijn omdat lange vasten veroorzaken uw hersenen om ketonen te maken, die zijn alternatieve bron van brandstof.

• Mogelijke bescherming tegen ziekte: Er moet meer onderzoek worden gedaan, maar vroege studies suggereren dat langere vasten kunnen helpen de kans op sommige chronische ziekten te verminderen en mensen langer te laten leven.

Bewust zijn van de risico's

Langdurige vasten moeten zorgvuldig overwogen worden. Hier zijn enkele slechte dingen die kunnen gebeuren:

• Niet voor iedereen: Mensen met diabetes, eetstoornissen, die zwanger zijn of borstvoeding geven, of die andere gezondheidsproblemen hebben, moeten NIET lang vasten zonder nauw medisch toezicht.

• Voedingsstoffen tekortkomingen: Als u niet van tevoren plannen, lange vasten kunt u tekort op voedingsmiddelen. Het is belangrijk om met uw arts te praten over supplementen.

• Mogelijke bijwerkingen: Hoofdpijn, vermoeidheid, woede, en problemen met het concentreren zijn allemaal mogelijk, vooral op de eerste poging.

• Moeilijker om op te houden: Zowel fysiek als mentaal, kan het veel moeilijker zijn om te houden met langere vasten.

Verschillende soorten lange vasten

Als u meer wilt weten voordat u met uw arts praat, hier is een korte lijst van enkele veelvoorkomende manieren om het te doen:

• Fasting voor 24 tot 36 uur is een goede manier om te beginnen met vasten voor langere hoeveelheden tijd. Doe dit een of twee keer per week.

• Multi-Day water vasten: Mensen die deze vasten alleen drinken water voor twee tot drie dagen, of soms langer. Er zijn meer risico's met deze methode omdat het extremer is.

• FMDs, of vasten-achtige diëten: Een 5-daagse zeer caloriearm dieet is onderdeel van deze methode, die meestal wordt gecontroleerd door een arts. Het is bedoeld om dezelfde voordelen als vasten te hebben terwijl je wat voedingsstoffen geeft.

Hoe te maken verlengde vasten veiliger (Terwijl onder toezicht van een arts!)

Als uw arts zegt dat het oké is, hier zijn enkele dingen die u kunt doen om uw kansen te verbeteren:

• Ga langzaam: Begin niet meteen een meerdaagse vasten! Begin met kortere IF en eendaagse vasten en werk je weg om te zien hoe je lichaam reageert.

• Drink veel water. Elektrolytproblemen kunnen optreden tijdens lange vasten. Als uw arts u vertelt, wilt u misschien elektrolytpillen te nemen samen met het drinken van voldoende water.

• Pas op voor lage energie: tijdens lange vasten, doe geen intense lichaamsbeweging of rijden lange afstanden. Als je lichaam je vertelt dat het rust nodig heeft, doe het dan.

• Neem het rustig: Het kost vaardigheid om een lange vast te breken. Om uw spijsverteringsstelsel te voorkomen te worden gestrest, beginnen met lichte bouillon en dan kleine maaltijden die gemakkelijk te verteren zijn te eten.

De motivatiehoek

Langdurig vasten is veelbelovend, maar het is geen magische kogel. Vergeet niet dat zelfs de korte onregelmatige vasten die we hebben gesproken grote effecten hebben, zoals het verbeteren van metabolische gezondheid, hersenfunctie en autofagie. Denk aan ze als krachtige hulpmiddelen die je elke dag gebruikt om je gezondheid te verbeteren na verloop van tijd.

Waarom individualisatie belangrijk is

Er is geen race in vasten! Het is aan jou om de beste manier te vinden om te vasten. Respecteer je lichaam en wat het nodig heeft, of je nu vasthoudt aan 16:8 TRE of af en toe op een geplande langere fast gaat. Je hoeft niet te ver te gaan; je hoeft alleen maar het juiste ritme te vinden om de verbazingwekkende voordelen van vasten op een veilige en gezonde manier te krijgen.

Veiligheidstips en wanneer een arts te zien

Hoewel vasten zeer goed kan zijn voor uw gezondheid en hersenfunctie, betekent het niet dat u de behoeften van uw lichaam kunt negeren. Een belangrijk onderdeel van vasten, vooral voor mensen ouder dan 40, is weten wanneer om te praten met uw arts en welke waarschuwingssignalen om op te letten.

Voordat u vastt, moet u zeker met uw arts praten als u:

• Diabetes (type 1 of type 2): vasten kan een groot effect hebben op de bloedsuikerspiegel, dus het is belangrijk om zorgvuldig met medicijnen om te gaan en onder medisch toezicht te blijven.

• Een voorgeschiedenis van eetstoornissen: Mensen die hebben of hebben gevoed eet stoornissen in het verleden kunnen vasten moeilijk vinden. Voor een veilige en ondersteunde methode is het belangrijk om hulp te krijgen.

Als je zwanger bent of borstvoeding geeft, moet je niet vasten omdat je lichaam voedsel meer nodig heeft dan wat dan ook.

• Langetermijn Gezondheidsproblemen: Deze omvatten nier- of leverziekte, hartproblemen, schildklierproblemen of een ander ernstig gezondheidsprobleem. Uw arts moet ervoor zorgen dat vasten past bij de manier waarop u wordt behandeld.

• Afhankelijkheid van geneesmiddelen: Veel medicijnen moeten tijdens vasten met voedsel of met verschillende hoeveelheden water worden ingenomen. Verander niet de manier waarop u uw geneesmiddel neemt zonder eerst met uw arts te praten.

Tekenen van problemen: Stop met vasten en raadpleeg een arts als u een van deze symptomen heeft:

• Ernstige duizeligheid of flauwvallen: Dit kan betekenen dat uw bloeddruk te laag is of dat uw elektrolyten onevenwichtig zijn.

• Hartkloppingen of een onregelmatige hartslag: Het is belangrijk om ervoor te zorgen dat u geen hartproblemen die erger worden omdat je vasten.

• Voelen zich ziek of gooien op de hele tijd: Dit kan betekenen dat je uitgedroogd bent of een slechte reactie die medische hulp nodig heeft.

• Extreme zwakte of verwarring: Deze symptomen moeten zorgvuldig worden bekeken omdat ze kunnen worden veroorzaakt door veranderingen in de bloedsuikerspiegel of andere problemen.

• Vermindering: Als u het bewustzijn verliest, moet u onmiddellijk een arts raadplegen. Brush dit niet af!

Wat u moet weten, Zelfs als u meestal gezond bent

Voordat u een nieuw dieet of levensstijl begint, vooral een die vasten omvat, is het altijd een goed idee om snel met uw arts te praten. Deze professionals kunnen u specifieke hulp geven en ervoor zorgen dat deze krachtige tool veilig is om te gebruiken met uw algehele gezondheid.

Extra dingen om na te denken over als je 40 of ouder bent

Ons lichaam verandert vanzelf naarmate we ouder worden. Hoewel vasten nog steeds zeer nuttig kan zijn, zijn hier enkele dingen om te onthouden:

• Controleer zorgvuldig uw bloedsuikerspiegel: Insuline gevoeligheid kan veranderen met de leeftijd, zelfs als u geen diabetes heeft. Als u zich schudden of uit, controleer uw bloedsuikerspiegel.

• Zet elektrolyten eerst: Naarmate we ouder worden, is het nog belangrijker om gehydrateerd te blijven en misschien extra elektrolyten te nemen tijdens vasten.

Langer vasten is misschien niet zo gevaarlijk: Voor veel mensen zijn korte vasten beter voor hen en vormen minder risico dan langere vasttijden. Let altijd op je lichaam!

Hoe dokter en sneller samenwerken

Uw gezondheidsteam moet worden gezien als uw vastende vrienden. Voor degenen die langere vasten willen proberen, is het belangrijk om voortdurende hulp en controle van een deskundige arts te hebben. Onder deze zijn:

• Bloedwerk aan het begin: Voordat u vastt, kan het helpen om een duidelijk beeld te krijgen van hoe uw bloedsuikerspiegel, vloeistoffen, nieren en lever werken.

• Regelmatige check-ins: Als u vasten voor een lange tijd, uw arts kan suggereren dat u vaker worden gecontroleerd om eventuele problemen vroeg te vangen.

• Geneesmiddelenwijzigingen: Ze kunnen u deskundig advies geven over wanneer bepaalde medicijnen of hoeveel te nemen.

De motivatiehoek

Veiligheid op de eerste plaats stellen is geen teken van zwakte; het betekent dat je om je gezondheid geeft! U geeft om uw lichaam en wilt gebruik maken van vasten op een manier die geeft u de meeste voordelen met de minste hoeveelheid risico door te kiezen om te praten met uw arts.

Vergeet niet dat zelfs als je slechts een korte tijd vasten, zal je lichaam nog steeds enorme voordelen van het krijgen in termen van de hersenen en cel gezondheid. Je kunt veranderen hoe je snel, en het werken met uw arts zal u helpen de beste manier om het te doen dat is veilig, duurzaam, en zeer krachtig!

Geleidelijke manieren om langere vasten te doen

Voorbereiden op een langere fast is veel als voorbereiden voor een run. Je zou niet denken dat je 26,2 mijl zou kunnen rennen op je eerste poging, zou je? Hetzelfde geldt voor vasten: het langzaam opbouwen van je "duurzaamheid" laat je lichaam zich aanpassen, wat je kansen emotioneel en fysiek verhoogt.

Een zeer belangrijk ding om in gedachten te houden is dat consequent intermittent vasten is zeer behulpzaam, zelfs als langere vasten zijn uw einddoel. Met veel kortere vasten tijden, kunt u die dagelijkse celvernieuwing en mogelijke hersenen kracht boost te krijgen.

Fase 1: Maak je goed bij intermitterend vasten

Voordat je gaat in langere periodes van vasten, moet je goed te krijgen op tijdsbeperkte voeding (TRE):

• Het doel van 16:8: Streef ernaar om te gaan zonder voedsel voor 16 uur op rij en eten elke 8 uur voor een paar weken of zelfs maanden.

• Speel rond en maak aanpassingen: Ontdek de beste tijd om te eten op basis van uw plan en hoe hongerig u bent. Probeer overnacht vasten die een beetje langer of een beetje korter zijn om uw beste tempo te vinden.

• Focus op gehele voedingsmiddelen: Om het meeste uit de voordelen te krijgen, voer je lichaam gehele, onbewerkte voeding, eiwitten, gezonde vetten, en kleurrijke groenten tijdens het eten ramen.

Fase 2: Mensen vertellen over het 24 uur vasten

Als je goed bent in je TRE-programma, kun je experimenteren met langdurig vasten:

• Wees slim over je dag: Je moet een dag kiezen waarop je niet veel werk of harde oefening hoeft te doen.

• Maak plannen voor de pauze: Kies een korte, gezonde maaltijd om te eten om je vast te breken. Je zou kunnen hebben botbouillon, veggie soep, of een kleine hoeveelheid gegrilde vis en groenten.

• Gehydrateerd blijven: Gedurende het vasten, veel water drinken en misschien kalium supplementen nemen (talk to your doctor about this).

Fase 3: Beter worden (Be Careful)

Als u kunt omgaan met vasten voor 24 uur, kunt u proberen iets langer ramen met de nodige voorzichtigheid:

• De 36-uur keuze: Probeer een 36-uurs vasten per week, of zelfs minder vaak als je kunt. Meestal betekent dit ontbreken van ontbijt, lunch en diner op een dag.

• Let goed op je lichaam: Heb je problemen met ernstige hongerproblemen, extreme zwakte of stemmingswisselingen? Langer vasten is misschien niet voor jou. Dat is niet slecht!

• Neem het gemakkelijk: breek langer vasten met voedingsmiddelen die gemakkelijk voor uw lichaam te verteren zijn. Verhoog geleidelijk de grootte van uw porties om uw spijsvertering te voorkomen dat te vol.

Hoe goed te doen op elk niveau

• Mind Over Matter: De helft van de strijd wordt gewonnen wanneer je mentaal klaar bent voor langere vasten. Denk na over wat er zou gebeuren als je erin slaagt en vertel jezelf waarom je dit doet. Neem de taak aan!

• Een gemakkelijke afleiding is goed voor u: Houd uw geest weg van uw honger pijn door te schrijven in een notebook, het doen van lichte oefening, het werken aan een hobby project, of het nemen van een bad. Veel mensen vinden het nuttig om lange vasten te plannen rond vrije dagen, omdat slaap een geweldige "afleiding" is van de honger.

• Vier de overwinningen: Elke lange fast die goed gaat moet worden gezien als een grote overwinning! Dit zorgt ervoor dat je je meer verantwoordelijk voelt en geeft je meer zelfvertrouwen.

De motivatiehoek

Vergeet niet dat groei op de lange termijn beter is dan perfectie. Voor sommigen zijn langere vasten het beste, terwijl voor anderen, kortere dagelijkse vasten zijn alles wat ze nodig hebben om zich beter te voelen. Let op je lichaam, en geef niet op als vasten voor meer dan een dag niet voor je werkt.

Het doel is om een ritme te vinden dat je kunt bijhouden.

Langere vasten kunnen u unieke informatie geven over hoe sterk uw lichaam is. Ze zijn belangrijk, maar ze mogen je leven niet overnemen.

Je kunt ze zien als gereedschappen die je af en toe kunt gebruiken, totdat kortere vasten een gezonde gewoonte worden die je elke dag doet.

Altijd onthouden: Voordat u gaat op een lange vasten, praat met uw arts over uw specifieke behoeften en risico's.

Met deze informatie kunt u de juiste beslissingen nemen om de gezondheid van uw hersenen en uw algehele welzijn te verbeteren!

Hoofdstuk 5: Voorbij het tellen van uren

Vasten-Mimiceren Diëten: Het verkrijgen van voordelen zonder een volledige vasten

Wanneer je vastt, kunnen je hersenen en lichaam op veel manieren beter werken, waarover we hebben gesproken. Langere vasten, aan de andere kant, kan moeilijk zijn om op te volgen, en voor sommige mensen, ze komen met meer risico's. Stap in de fascinerende wereld van FMD's, of diëten die je voelen alsof je vastt.

Wat betekent een FMD echt?

Een vasten-mimiceren dieet is een speciaal, meestal 5-daagse, caloriearme, eiwitarme dieetplan dat zorgvuldig is gemaakt om je lichaam te laten denken dat het vasten terwijl het het nog steeds de voedingsstoffen geeft die het nodig heeft.
Kortom, dit is hoe een FMD werkt:

• Calorie beperking: Voor een bepaalde hoeveelheid tijd, een FMD beperkt over het algemeen uw dagelijkse calorieën tot tussen 750 en 1100.

• Macro Magic: Ze richten zich op gezonde vetten en niet zozeer op eiwitten en koolhydraten. Deze specifieke verhouding van macronutriënten is erg belangrijk voor het verkrijgen van die vasten-achtige effecten.

• Er is geen gratis-voor-alle: Om ervoor te zorgen dat er een goede mix van voedingsstoffen is en om mensen te voorkomen dat ze te veel eten, omvatten de meeste FMD's vooraf verpakte maaltijden en snacks.

• Meer dan vaak onder toezicht: Er zijn do-it-yourself vormen van
FMDs, maar voor uw veiligheid, vooral als u al gezondheidsproblemen
heeft, moet u met uw arts praten over deze keuze en misschien kijken
naar geleide FMD-programma's.

De mogelijke voordelen – Ondersteund door wetenschap

Dat gezegd hebbende, waarom door al deze problemen gaan als je
gewoon snel kon? FMD's hebben enkele unieke voordelen die nuttig
kunnen zijn:

• Toegankelijkheid: Een FMD die goed is gepland is gemakkelijker voor
veel mensen om vast te houden aan dan een water-only fast. Niet hoeven
om volledig op te geven van voedsel kan zeer goed zijn voor uw
geestelijke gezondheid.

• Veiliger voor sommigen: Omdat FMD's bepaalde voedingsstoffen
bevatten, kunnen ze veiliger zijn voor mensen met bepaalde
gezondheidsproblemen of die vaak niet genoeg voedingstoffen krijgen.
(Maar spreek altijd met je arts!)

• Metabole Flip: Studies tonen aan dat vasten-achtige diëten (FMD's)
metabole veranderingen kunnen veroorzaken die vergelijkbaar zijn met
vasten. Dit kan helpen om de bloedsuikerspiegel te beheersen, u helpen
om gewicht te verliezen, en reinigen van uw cellen.

• Vroeg onderzoek ziet er goed uit: Er zijn meer
langetermijnonderzoeken op mensen nodig, maar onderzoek suggereert
dat FMD kan helpen ontstekingen te verminderen, mensen te helpen hun
gewicht te beheersen, en misschien zelfs de tekenen van veroudering te
veranderen.

Verschillende soorten FMD's

Het ProLon®-programma, gecreëerd door Dr. Valter Longo aan het USC Longevity Institute, is de meest bekende en onderzochte FMD op dit moment. Neem een korte blik op dit:

• Het plan voor ProLon®: Dit 5-daagse FMD-plan wordt geleverd met plantaardige maaltijden, snacks en vitaminen die al zijn bereid. Het is bedoeld om een paar keer per jaar te worden gedaan, en gezondheidswerkers kijken er vaak naar.

• Do-It-Your-Self Methoden: Sommige mensen proberen FMD-ideeën te kopiëren door hun eigen caloriearme plannen te maken die zich richten op bepaalde macro's.
Dit kan moeilijker zijn en brengt meer risico's met zich mee, vooral als het gaat om het behouden van de juiste mix van voedingsstoffen.

Belangrijke dingen om na te denken over

Laten we eerlijk zijn voordat we ons bij de FMD-menigte voegen:
Prijzen: Betaalde FMD-tools zoals ProLon® kunnen duur zijn. Dingen zelf doen is goedkoper, maar het is ook riskant als je niet zorgvuldig plannen.

• Niet voor iedereen: Mensen met bepaalde gezondheidsproblemen, vrouwen die zwanger zijn of borstvoeding geven, en mensen met eetstoornissen moeten geen FMD's of traditionele vasten doen.

• Mogelijke bijwerkingen: Tijdens een FMD periode, sommige mensen voelen zich moe, krijgen hoofdpijn, of hebben maagproblemen. Meestal zijn deze kort.

• Langetermijneffecten: Onderzoek naar FMD's bevindt zich nog in de beginfase, maar het lijkt erop dat het zeer nuttig zal zijn. We moeten meer onderzoek doen om de risico's en voordelen op de lange termijn volledig te begrijpen.

De motivatiehoek

FMD's zijn een interessante andere manier om dezelfde gezondheidsvoordelen als vasten te verkrijgen, waardoor ze toegankelijker kunnen worden voor meer mensen. Denk er gewoon aan als een ander gezondheidstool dat je kunt gebruiken!
Wilt u een FMD proberen?

Dus hier is het: het is niet altijd mogelijk om FMD's te gebruiken om mensen te helpen. Hier is hoe je kunt vertellen of ze de moeite waard zijn om te leren kennen:

• U MOET toestemming krijgen van een arts: Het is erg belangrijk om met uw arts te praten over de mogelijke risico's en voordelen van een FMD, vooral als u gezondheidsproblemen heeft.

• Korte vasten voelen onmogelijk: Als de gedachte van een 24-uurs vasten maakt je zweten, een FMD zou een betere manier om te beginnen.

• Je houdt van structuur en wetenschap: FMD's, vooral programma's zoals ProLon®, bieden een gestructureerde, wetenschappelijke methode die sommige mensen misschien leuk vinden.

Vergeet niet dat zelfs korte vasten zeer behulpzaam kunnen zijn! Zoek een vasten schema dat u kunt vasthouden aan en dat uw gezondheid en veiligheid op de lange termijn op de eerste plaats.

Ketogene diëten en de gezondheid van de hersenen: wat ze kunnen doen en wat te denken over Deel 5: Meer dan alleen het bijhouden van de tijd Je hebt waarschijnlijk wel eens van het keto-plan gehoord. Mensen volgen vaak dit zeer vetrijke, zeer lage koolhydraten eten plan om gewicht te verliezen, maar het is ook aangetoond dat het goed is voor de gezondheid van de hersenen.

Laten we praten over wat keto is, wat het voor u kan doen, en waarom het belangrijk is om voorzichtig te zijn en na te denken over de lange termijn.

Veranderingen in de brandstofbron van je lichaam (Keto 101)

Gewoonlijk, glucose (suiker) uit koolhydraten is wat je lichaam gebruikt om zichzelf te voeden. Maar op een ketogeen dieet eet je veel minder koolhydraten, wat je lichaam dwingt om een andere manier te vinden om energie te krijgen:

• De nieuwe brandstof is vet: Wanneer je lichaam niet genoeg glucose, het begint om te zetten opgeslagen vet in moleculen bekend als ketonen.

• Ga in ketose: Wanneer de hoeveelheid ketonen in uw bloed stijgt genoeg, uw stofwisseling verandert in een staat genaamd ketose. Het is alsof je lichaam echt goed wordt in het verbranden van vet voor energie, zowel mentaal als fysiek.

Meer dan gewoon afvallen, kan dit goed zijn voor je hersenen. Hoewel er meer onderzoek moet worden gedaan, hier is waarom keto maakt mensen opgewonden over de hersenen:

• Mensen met epilepsie, vooral kinderen die niet reageren op geneesmiddelen, hebben keto gebruikt voor decennia als een manier om hun aandoening te behandelen en hen te helpen aanvallen te voorkomen.

• Neuroprotectie: Sommige studies tonen aan dat ketonen kunnen helpen hersencellen te voorkomen dat beschadigd door de ziekte van Alzheimer en Parkinson. Maar er is meer onderzoek naar mensen nodig.

• duidelijker denken: Veel mensen zeggen dat het ketogene dieet hen helpt zich beter te concentreren, hun geest te verlichten en misschien zelfs hun stemming stabiel te houden.

• Behandeling van hoofdpijn: Vroeg onderzoek suggereert dat een ketogeen dieet sommige mensen kan helpen het aantal en de ernst van hun migraine te verminderen.

Opmerking: We begrijpen nog steeds niet volledig hoe keto de gezondheid van de hersenen beïnvloedt. Langetermijnonderzoeken met echte mensen zijn nodig om de effecten volledig te begrijpen, inclusief eventuele risico's en voordelen.

Dingen om na te denken over voordat je gaat Keto

Het ketogeen dieet is een grote verandering die zorgvuldig moet worden gepland en kan medische controle nodig hebben. Hier zijn enkele dingen om na te denken over:

• Het advies van de arts is heel belangrijk: Dit is erg belangrijk als u een gezondheidsprobleem heeft of medicijnen inneemt. Keto kan uw bloedsuikerspiegel, cholesterol en voedingsstoffen veranderen, dus u moet een arts raadplegen voordat u begint.

•Het is niet eenvoudig: wennen aan de "keto-griep" (vermoeidheid, hoofdpijn, enz.) kan in het begin moeilijk zijn. Keto heeft ook zorgvuldige planning en tracking nodig om ervoor te zorgen dat u de juiste hoeveelheid voedingsstoffen krijgt.

• Duurzaamheid Is belangrijk: Is het mogelijk om lang op een strikt ketogeen dieet te blijven? Het toevoegen van suiker terug in snel kan de voordelen te annuleren.

• Let op hele voedingsmiddelen: Een "dirty keto" methode, wat betekent dat het eten van verwerkte koolhydraatarm junk, krijgt niet het punt over. Focus op het krijgen van voldoende gezonde vetten, goede eiwitten, en groenten die niet zetmeel zijn.

• Verschillende mensen reageren anders: Net als wanneer je vastt, reageren je lichaam en hersenen anders op keto. Sommige mensen doen het goed, terwijl anderen problemen kunnen hebben. Het gaat over het proberen van nieuwe dingen op jezelf!

Gebruik keto als een hulpmiddel, niet als een wonder.

Voor sommige mensen kan het ketogene dieet zeer goed zijn voor de gezondheid van hun hersenen. Het zal echter niet alles oplossen. Denk aan deze dingen:

• Imitatie van vasten? Sommige deskundigen denken dat de voordelen van keto voor de hersenen kan komen van de productie van ketonen lichamen, die ook gebeurt wanneer je vasten.

• Is het de ketonen of het gebrek aan koolhydraten? Het heeft meer onderzoek nodig om erachter te komen hoeveel van het voordeel komt uit de ketonen en hoeveel komt uit het terugdringen op suiker en verwerkte koolhydraten.

• Het beeld van de lange termijn: Het is belangrijk om te kijken naar de langetermijneffecten en de veiligheid van het volgen van een ketogeen dieet, vooral als het gaat om de gezondheid van de hersenen.

De motivatiehoek

Een belangrijk ding om te onthouden is dat wat je eet een enorm effect heeft op je hersenen, of je keto probeert of niet. Het verminderen van verwerkte koolhydraten en het concentreren op hele voedingsmiddelen is goed voor de hersenen van iedereen. Keto kan goed werken voor sommige mensen, maar het is niet de enige manier om je hersenen gezond, slim en sterk te houden.

Laat me weten als je wilt praten over mogelijke bijwerkingen of krijgen echt advies over voedingsmiddelen die goed zijn voor u op het keto dieet. We konden altijd kleinere gebieden maken alleen voor deze details!

Aangepaste benaderingen voor het vinden van wat voor U werkt

We hebben gesproken over een heleboel interessante manieren waarop vasten je hersenen en algemene gezondheid kan helpen. Maar hier is het geheim: er is niet één "beste" manier om dingen te doen. Ontdek wat werkt voor je lichaam, je gewoontes en je doelen. Dat is de sleutel tot succes.

Het is belangrijk om te personaliseren: Waarom een one-size-fits-all-methode niet werkt
Stel je lichaam voor als een goed verzorgde machine. Hoe je reageert op vasten hangt af van deze dingen:

• Genen: Je genen beïnvloeden alles, van hoe snel je ketose krijgt tot hoe je insulineniveaus veranderen als je een tijdje niet eet.

• Gezondheidsgeschiedenis: Langdurige ziekten, medicijnen, en hoe u in het verleden hebt gegeten en geoefend, beïnvloeden waar u begint en wat veilig en het beste voor u is.

• Stressniveaus: Hoge niveaus van stress kunnen hongerhormonen verpesten, wat langer vasten moeilijker kan maken om aan te houden.

• Vereisten van uw levensstijl: Dingen zoals shift werk, sociale verplichtingen, en gezinsverbintenissen kunnen het moeilijk maken om vast te houden aan verschillende vasten plannen.

• Persoonlijke Likes en Dislikes: Hou je van vroeg ontbijt of diner? Luister naar de slag van je lichaam!

Vragen om je te helpen je eigen vasten pad te vinden

In plaats van trends te volgen zonder vragen te stellen, stel jezelf deze krachtige vragen:

• Hoe is mijn wind? Let op of verschillende lengtes van vasten je moe voelen of je helpt om duidelijker te denken. Wijzig uw vastdatum als nodig is.

• Heb ik echt honger? Leer het verschil te zien tussen echte honger en verlangens of eetgewoonten. Dit helpt mensen die vasten niet te eten mindless snacks.

• Hoe lijkt het dat het kan duren? Als de gedachte om 36 uur vasten je nerveus maakt, zal het op de lange termijn niet werken. Korte vasten die regelmatig worden gedaan zijn zeer behulpzaam!

• Vind ik dit leuk? Als vasten je slecht maakt, moet je je plan veranderen! Tijdens het eten ramen, focussen op het eten van gezonde hele voedingsmiddelen en kijken naar manieren om vasten gemakkelijker te beheren.

Een gids voor aangepast vasten

Ben je klaar om aanpassing te accepteren? Hoe het te doen:

• De Test op jezelf: Begin met korte vasten die goed voelen en langzaam meer tijd toevoegen. Schrijf op hoe je je voelt en maak veranderingen op basis van wat je ziet.

• Hunger Hacks: Ontdek wat het beste werkt voor u om te voorkomen dat je eet als je honger hebt, zoals lichaamsbeweging, kruidenthee, een creatief project, enz.

• Wees bereid om dingen te veranderen: Wees niet hard op jezelf als je breekt je vast vroeg soms omdat je moet gaan naar een feestje of ziek zijn. De volgende dag, terug op de baan!

• Het plannen van de maaltijden is belangrijk: Om wil tot een minimum te houden tijdens vasten, eet smakelijk, het vullen van de gerechten tijdens het eten ramen.

• Blijf bijhouden van uw vooruitgang: Doe meer dan alleen gewicht te verliezen. Schrijf eventuele goede veranderingen op, zoals betere focus, meer energie, betere slaap, of iets anders.

Ondersteuning op maat voor u: Denk aan het inhuren van een professional.

Als je extra hulp nodig hebt op deze reis, vooral als je al gezondheidsproblemen hebt, denk dan aan deze opties:

• Een deskundige voedingsdeskundige kan u helpen een plan te maken met de beste combinaties van maaltijden om te gaan met de manier waarop u hebt besloten om te vasten.

• Een gezondheidscoach die weet hoe om te vasten: Ze kunnen u helpen om veranderingen in uw houding, omgaan met problemen, en houden u verantwoordelijk.

• Een arts die gespecialiseerd is in vasten: Vind ze als je gedetailleerde tracking van je bloedwerk en gepersonaliseerd advies wilt. Dit is vooral belangrijk als u denkt aan langere of FMD-achtige protocollen.

De motivatiehoek

Het zal niet moeilijker zijn om deze gepersonaliseerde methode te gebruiken; het zal dingen SMARTER maken! U kunt wijzigingen die duren door aandacht te besteden aan de signalen van uw lichaam en erachter te komen wat echt werkt voor U.
Je hoeft niet te vasten of op een bepaalde manier te eten voor de langste tijd. Het gaat om genieten van kleine overwinningen en langzame veranderingen na verloop van tijd.

Hoe geduld je kan helpen jezelf te vinden

Het kost tijd om je eigen vastende stroom te vinden. Niet haasten! Je

leert iets over je lichaam en geest elke keer als je vast, hoe gemakkelijk of moeilijk het ook was.
Je wordt niet alleen gezonder na elk experiment, maar je leert ook meer over jezelf en voelt alsof je meer macht hebt over je gezondheid. Dat geeft je kracht!

Hoofdstuk 6: Geheugen opscherpen

Zo verbetert vasten de vorming en het ophalen van herinneringen

Vasten kun je zien als een grote voorjaarsschoonmaak voor je geheugen. Hoewel je hersenen tijdelijk zonder eten stellen paradoxaal klinkt om ze te verbeteren, triggert het juist een reeks veranderingen die je geheugen écht een boost geven. Zo werkt het:

Mechanisme #1: De BDNF-Factor

Die fijne proteïne BDNF, waar we het eerder over hadden, is cruciaal voor je geheugen!

Wat is BDNF? Brain-Derived Neurotrophic Factor (BDNF) helpt hersencellen groeien en sterk blijven. Zie het als brandstof voor je breincellen. Een breinnetwerk met meer BDNF functioneert gewoon beter.

Vasten to the rescue! Studies tonen aan dat vasten de BDNF-productie verhoogt, wat de verbindingen tussen die hersencellen, verantwoordelijk voor ons geheugen, kan verbeteren.

Mechanisme #2: Nieuwe hersencellen in de maak!

Tijd voor een nerdy stukje! Neurogenese is een proces dat in verband wordt gebracht met vasten. Dit betekent de geboorte van nieuwe hersencellen, vooral in de hippocampus, een belangrijk gebied voor leren en geheugen.

Waarom dit telt: Het is normaal om naarmate je ouder wordt hersencellen te verliezen. Vasten stimuleert je brein om ter compensatie meer aan te maken, wat je geheugen scherp houdt.

Mechanisme #3: Opruimploeg in actie!

We kennen autofagie inmiddels – cellen recyclen oude onderdelen voor nieuw. Vasten versnelt autofagie, en dat heeft ook weer zijn voordelen voor je brein:

Weg met die oude troep: Vasten helpt verkeerd gevouwen proteïnes en celafval afvoeren, die je heldere geheugen in de weg kunnen zitten. Zo ruim je die hersenmist op.

Geheugenkluis beschermen: Mogelijk verklein je de kans op Alzheimer en andere geheugenziektes door je hersencellen te beschermen tegen verouderings-schade.

Wat dit écht voor jou betekent

Minder van: "Hoe heette hij ook alweer?" "Waar heb ik nou toch mijn bril gelaten?!" En meer van:

Hallo, daar ben je weer! Je vindt het makkelijker om belangrijke namen of recente gesprekspunten te herinneren.

Mentale scherpte: Je concentratie verbetert, waardoor studeren of die nieuwe vaardigheid leuker én eenvoudiger aan te leren is.

Geheugenbescherming: Gerustheid, in de wetenschap dat je actief die dierbare herinneringen veilig stelt, naarmate je ouder wordt.

Wetenschappelijk spotlight: Recente bevindingen over vasten & geheugen

Veel onderzoek is op dieren gedaan, maar de resultaten zien er positief uit! Enkele voorbeelden:

Dierstudies: Onderzoekers stellen vast dat vasten ruimtelijk geheugen (waar dingen zijn) en algemene geheugenprestaties verbetert op verschillende taken.

Vroeg onderzoek op mensen: Suggereert dat vasten mogelijk ouderen helpt om informatie beter te onthouden, en misschien ook bij mensen met milde cognitieve achteruitgang.

Kanttekening: Meer lange-termijnstudies op mensen zijn nodig voor een volledige blik op de kracht van deze effecten, en hoe lang ze aanhouden.

Motivatiehoekje

Zelfs als je nooit meerdere dagen achter elkaar wilt vasten, die kortere periodes doe je wél elke dag. Zie iedere keer dat je die late-night snack weigert als een investering in je verouderende brein.

Haal maximaal voordeel

Haal alles uit je eetvensters: Focus op onbewerkt voedsel, magere eiwitten, en kleurrijke groenten voor die gezonde brainpower.

Blijf hydrateren: Tijdens vasten helpt dit je helder te denken, en je focus te bewaren – dat mentale werk gaat gewoon beter.

Geheugenversterkende activiteiten: Combineer vasten met activiteiten die je geheugen een boost geven, zoals een taal leren, een instrument spelen, of puzzelen. Supercombinatie!

Wetenschap is mooi, maar beleving maakt het tastbaar. We skippen nu de vaktermen, en horen van echte mensen hoe vasten hun geheugen en algehele breinkracht heeft verbeterd.

Verhalen van echte mensen die hun geheugen verbeterden

Mensen zoals jij, die vasten hebben gebruikt om hun brein te boosten, bieden soms het meest inspirerende bewijs. Hoewel ieders ervaring uniek is, laten deze verhalen zien hoe vasten het geheugen en denkvermogen op verrassende manieren kan verbeteren:

Verhaal #1: Sarah, de verstrooide student

"Van die 'hoofd in de wolken' types ben ik altijd geweest. Vergaderingen vergeten, spullen kwijtraken, moeite met onthouden voor toetsen. Heel normaal voor mij. Tijdens een poging om af te vallen, ontdekte ik intermitterend vasten. Wat mij het meest verbaasde was dat mijn focus veranderde! Ineens voelde leren niet zo'n opgave meer. Details bleven beter hangen, en die gevreesde hersenmist voor toetsen was verleden tijd."

Mogelijke takeaway: Zelfs korte vastenperiodes kunnen focus verbeteren en het makkelijker maken om geleerde informatie op te nemen en te onthouden.

Verhaal #2: Mark, ouder en wijzer

Ik besefte begin 60 dat die 'waar zijn mijn sleutels?' vraag een dagelijkse plaaggeest werd. Stiekem maakte het wat ongerust over wat mogelijk zou volgen. Twijfelde of intermitterend vasten iets voor mij was, maar dochterlief moedigde me aan. Baat het niet, schaadt het niet, dacht ik. Na een paar maanden is de verandering bescheiden, maar merkbaar. Ik herinner me meer details van gesprekken, namen komen makkelijker, en over het algemeen werkt mijn brein net iets vlotter."

Mogelijke takeaway: Vasten elimineert waarschijnlijk niet álle geheugenproblemen die met het ouder worden komen, maar zou het proces kunnen vertragen en je hoofd frisser laten voelen.

Verhaal #3: Aisha, de drukbezette onderneemster

"Eigen zaak is super, maar mentaal veeleisend. Het voelde altijd alsof ik een miljoen tabjes open had in mijn hoofd. Langere vasten (24 tot 36 uur) een- of tweemaal per week verbazen me qua kalmte en helderheid die ik ervaar. Het is eenvoudiger om door complexe data te navigeren, belangrijke details te herinneren zonder moeite, en door die dagen heen te komen waarop je brein te uitgeput lijkt voor wat dan ook."

Mogelijke takeaway: Vasten kan 'beslissingsmoeheid' verlichten, waardoor doordacht denken en informatieverwerking gemakkelijker gaat, zelfs onder hoge stressniveaus.

Belangrijk: Dit zijn slechts persoonlijke ervaringen, die van jou kunnen verschillen. Maar ze demonstreren dat vasten effecten op je brein kan hebben, die verder gaan dan feitenkennis.

Verschillende methoden, zelfde resultaat

Zie je hoe ieder een werkende vasten-aanpak voor hunzelf vond? Vergeet niet: personalisatie is de sleutel! Hoe linken deze verhalen aan wat we leerden?

Sarah: Waarschijnlijk profiteerde ze al van dagelijks eetvensters begrenzen, terwijl ze geen bewuste langere vasten deed.

Mark: Zijn resultaat suggereert dat af-en-toe vasten tegen cognitieve veroudering kan helpen, maar vergeet niet: consistentie telt voor langetermijnwinst.

Aisha: Geeft inzicht hoe korte vastenperiodes die drukbezette mensen inbouwen, helpen om helderder te denken.

Herken jij dit scenario? Stel jezelf voor, een paar maanden vanaf nu:

Vergaderingen onthouden, zonder dat je herinneringen continu in je telefoon moet zetten.

Mentale kracht om zaken die je uitstelde, eindelijk op te pakken.

Jezelf vol zelfvertrouwen en scherp uiten in gesprekken.

Motivatiehoekje

Vergeetachtigheid afdoen als 'hoort bij ouder worden' is een valkuil. Maar deze verhalen laten zien dat onze hersenen in staat zijn tot geweldige aanpassingen, en vasten kan daarin een katalysator zijn!

Wees niet roekeloos

Al zijn ze inspirerend, houd verwachtingen reëel. Vasten is geen wondermiddel waarmee alle geheugenproblemen in één klap verdwijnen. Zie het als puzzelstukje binnen een geheel van hersen-ondersteunende gewoontes, zoals gezond eten, beweging en voldoende slaap.

Klaar om te ontdekken wat er mogelijk is?

Begin met een overzichtelijke 12-uur nachtelijk vasten, of kies voor een Time-Restricted Eating schema. Leg je gedachten vast in een "geheugendagboek". Schrijf élke positieve observatie op, al is het klein. Die overwinningen brandstof voor je motivatie om te blijven onderzoeken wat dit wondermiddel kan betekenen.

Geheugentrainers voor tijdens het vasten

Bepaalde vormen van beweging kunnen de werking van je hersenen veranderen door nieuwe verbindingen te stimuleren en geheugenbanen te versterken. Vasten is als een voorjaarsschoonmaak voor je brein; combineer het met deze mentale én fysieke trainingen:

Het allerbeste voor je brein: sporten Net als vasten stimuleert beweging de aanmaak van BDNF – hét geheugen superstofje! Daarbovenop levert het deze geweldige voordelen voor je geheugen:

Grotere hippocampus: Onderzoek laat zien dat regelmatige beweging de hippocampus, het breingebied wat herinneringen opslaat, kan vergroten. Een vermoeden is dat een grotere hippocampus gelijk staat aan een beter geheugen.

Nieuwe neuronen-aanwas: Beweging boost neurogenese, de geboorte van nieuwe hersencellen – vooral in gebieden die cruciaal zijn voor ons geheugenvermogen.

Verbeterde doorbloeding: Beweging verhoogt je hartslag en bloedstroom, wat betekent: extra zuurstof en voedingsstoffen naar je hersenen! Precies wat het nodig heeft om helder te onthouden.

Geheugensport kent verschillende disciplines Alle beweging is fantastisch, maar bepaalde soorten blinken uit voor je geheugen:

Aerobe beweging: Stevig wandelen, joggen, dansen, alles wat je hartslag omhoog jaagt en je ietsjes buiten adem brengt. Onderzoek leert dat deze discipline onmisbaar is voor het optimaliseren van die belangrijke hersenstructuren.

Vaardigheidstraining: Door het aanleren van nieuwe fysieke vaardigheden – denk aan jongleren, een dansroutine, zelfs yoga – moeten je hersenen extra hard werken om verbindingen aan te leggen. Plezier gegarandeerd!

Mindful movement: Gerichte bewegingen en ademhaling, zoals in tai chi, verminderen aantoonbaar stress en verbeteren het geheugen van ouderen.

Krachtduo's: Memory-Boosting sets Klaar voor een paar powercombo's? Haal het maximale voordeel uit vasten én beweging met deze routines:

Combi #1: De ochtend-geheugenmaker

Buiten adem: Start je dag met 30-40 minuten flink doorwandelen, of jouw favoriete aerobische activiteit, vóór je eerste maaltijd. Die BDNF-boost en verhoogde bloedstroom primen je brein voor focus en leervermogen.

De opvolger: Na je vasten een gezonde maaltijd vol eiwitten en gezonde vetten, voor lichamelijke én mentale oppepper.

Combi #2: Mentale intermezzo

Mid-vasten focus: Op een moment in je langere vasten waarop je energieniveau stabiel is, oefen 20-30 minuten een nieuwe vaardigheid. Denk aan een dansroutine, uitdagende yoga-sequentie, of online brain games.

Mindful movement optie: Als het je veel focust vraagt, probeer gerichte, rustige beweging zoals tai chi of qi gong – juist in een heldere, vastende staat.

Combi #3: Breinbooster voor het slapen

Evening wind-down: Beeldschermtijd een uurtje of twee voor het slapen minimaliseren, en in plaats daarvan in een stevig tempo wandelen met bewuste diepe buikademhaling. Dit kalmeert het zenuwstelsel en bereidt je brein voor op een kwalitatieve nachtrust – onmisbaar voor je geheugen.

Motivatiehoekje Zie dit niet als weer iets om af te vinken, maar een leuke extra boost voor je vasten en een cadeautje voor je hersenen. Enkele tips om vol te houden:

Begin klein: Zelfs 10 minuten mindful bewegen is winst! Focus op het ontwikkelen van een blijvende routine.

Make it fun: Probeer verschillende workouts uit totdat je iets vindt wat echt leuk is. Zo wordt volhouden moeiteloos!

Combi #4: Buddy up!

Een sportmaatje houdt je accountable én het wordt gezelliger.

Luister naar je lijf, registreer vooruitgang Net als bij het vasten, let op hoe je lichaam reageert op verschillende soorten en intensiteit van beweging. Onthoud: dit gaat niet om jezelf afbeulen in de sportschool, maar manieren van bewegen vinden waar je blij van wordt én die je mentale welzijn ondersteunen.

Houd dat dagboek paraat! Let op hoe deze nieuwe sportroutines je denkhelderheid, slaap, en leervermogen beïnvloeden. Persoonlijke observaties zijn ijzersterke motivatie!

Het bestrijden van hersenen mist en het verbeteren van de focus door vasten

Die vervelende gemoedstoestand waarin je gedachten langzaam bewegen, je concentratie kort is, en het doen van iets voelt alsof je door mentale modder loopt. Hersenen mist kan worden veroorzaakt door ouder worden, worden gestrest, of gewoon te druk voelen. Het kan het moeilijk maken om zelfs de eenvoudigste dingen te doen. Het lijkt erop dat vasten de mist kan opruimen.

Hoe vasten je geest kan helpen zuiveren

Lees meer over de manieren waarop vasten je geest kan zuiveren en je kan helpen je te concentreren:

• Energie Shift: Je lichaam zet de verwerking als eerste wanneer je altijd eet. Als je vastt, krijgt je darmsysteem een breuk. Dit geeft energie vrij die kan worden gebruikt voor andere dingen, zoals helderder denken.

• Keton Clarity: Wanneer je niet eet voor een tijdje, begint je lichaam vet te verbranden voor energie, die maakt ketonen. Sommige mensen zeggen dat ketonen hen meer geestelijk geconcentreerd en wakker voelen.

• Autofagie in actie: herinneren hoe cellen na zichzelf opruimen? Het blijkt dat het ook helpt om zich te ontdoen van de hersenen vuilnis! Het verwijderen van gebroken eiwitten en celresten kan de hersenen helpen beter te werken en misty denken op te ruimen.

• Minder ontsteking: Langetermijnnontsteking is als het hebben van statische elektriciteit in je hersenen, waardoor het moeilijk om te concentreren. Het is aangetoond dat vasten ontstekingen in het hele lichaam kan verminderen, zelfs in de hersenen.

• Bloedsuiker Balance: Hersenen mist kan gebeuren wanneer uw bloedsuikerspiegel gaat omhoog en omlaag veel. Wanneer je vastt, wordt je lichaam natuurlijk gevoeliger voor insuline. Dit maakt uw bloedsuikerspiegel stabieler en geeft u meer mentale energie.

Dingen die hersenen mist veroorzaken: vasten kan helpen

Laten we eens kijken naar een aantal bekende oorzaken van hersenen mist en hoe vasten kan helpen:

• Te veel stress: Als je constant bezorgd bent, maakt je lichaam veel cortisol, een stresshormoon dat het moeilijk maakt om recht te denken. Vasten, vooral als het gedaan is met taken die stress verlagen, helpt om het cortisolgehalte onder controle te houden, waardoor het gemakkelijker is om zich te concentreren.

• Niet genoeg slaap krijgen: Niet genoeg slapen is slecht voor je hersenen! Vasten kan je helpen beter te slapen, dus als je wakker wordt, zal je geest helder en klaar zijn om te werken.

• Overbelasting en beslissingsvermoeidheid: Voor veel mensen maakt vasten hen kalm en helder, wat hen kan helpen prioriteiten te stellen en de mentale overbelasting te bestrijden die hersenen mist veroorzaakt.

Wat zou dit voor jou kunnen betekenen in de echte wereld?

Denk aan... • Werken aan dat harde project op het werk zonder vast te zitten.

• dingen doen zonder moe te worden in het midden van de dag.

• Deelnemen aan gesprekken in plaats van alleen maar te luisteren zonder bij te dragen.

Hoe maak je het meeste uit focus-boosting activiteiten

Hier is hoe je het meeste uit je vasten kunt halen voor concentratie:

• Maak het meeste uit je vasten plan: Vind het ritme van vasten dat je energie geeft en je geest zuivert. Voor sommigen werken kortere vasten misschien het beste, terwijl voor anderen langere vasten af en toe het beste zijn.

• Eet goed om goed te leren: Breek je vast met eiwitten, gezonde vetten en kleurrijke groenten, die allemaal hele voedingsmiddelen zijn die goed zijn voor je hersenen.

• Blijf gehydrateerd: dorst maakt het heel moeilijk om je te concentreren! Tijdens je vasten, drink water, en als je lange tijd vastt, wil je misschien voedingsstoffen toevoegen.

• Heb nog meer voordelen: doe iets dat je helpt te concentreren terwijl je vastt, zoals een korte meditatie sessie, een snelle wandeling in het park, of werken aan een creatief project.

De motivatiehoek

Vergeet niet dat zelfs korte, regelmatige vasten je kunnen helpen uit de hersenen mist te komen! Elk vasten moet worden gezien als een mentale reset die zich ontdoet van het lawaai en laat je echte focus doorstralen.

Een gemeenschappelijke mythe kwijtraken
Sommige mensen zijn bang dat vasten hen zwak, duizelig en niet in staat om zich te concentreren zal maken. Dit kan in eerste instantie gebeuren als je lichaam wennen aan de veranderingen, maar voor de meeste mensen, het wordt gevolgd door een rush van mentale helderheid en energie als hun lichaam beter in het gebruik van de energie die het heeft opgeslagen.

Een belangrijke opmerking over hersenen mist
Hoewel vasten nuttig kan zijn, is het belangrijk om ervoor te zorgen dat je geen onderliggende gezondheidsproblemen hebt die je hersenen voor een lange tijd laten duren. Als het je echt stoort, praat je met je arts over wat het zou kunnen veroorzaken, zoals niet genoeg voedingsstoffen krijgen, een schildklierprobleem hebben, of de bijwerkingen van je medicijnen.

Ben je klaar om van de mist af te komen?
Begin met vasten als je van de hersenen mist af wilt komen en vervang het met een laserscherpe focus. Blijf je vooruitgang bijhouden door die tijden op te schrijven wanneer je je heel helder voelt of je langer kunt concentreren. Vergeet niet om je overwinningen te vieren; ze houden je gemotiveerd om regelmatig te vasten voor een brein boost.

Hoe te blijven geconcentreerd tijdens en tussen vasten

Deze nuttige tips zullen je helpen je te concentreren op je doelen tijdens het vasten en tijdens je eetvensters, zodat je elke dag een mentale productieve dag kunt hebben, ongeacht hoe lang je hebt vasten of hoe nieuw je daarvoor bent.

Terwijl je vasten: Wees slim over je spel.

• Neem de uitdaging aan: Verander de manier waarop je denkt over honger pijn van vervelende afleidingen aan tekenen dat je lichaam is het wisselen van voedsel bronnen efficiënt. Deze gedachtewisselaar helpt je ook om je te concentreren.

• Maak uw arsenaal van afleidingen klaar: Zoek dingen om te doen die je zal voorkomen dat je hongerig of moe, zoals lichte oefening, een creatief project, een audioboek, of belangrijke taken. Probeer verschillende dingen om te zien wat het beste werkt voor u.

• Gebruik de kracht van hydratatie: Clear denken wordt geholpen door voldoende water te drinken. Het hebben van kruiden drankjes of water met een steekje zout kan ook u helpen uw elektrolyten en honger te beheersen.

• Verander uw landschap: Als u merkt dat u zich geestelijk slaperig, naar een andere kamer gaan of een korte wandeling buiten kan u helpen terug te krijgen op het pad.

Mindful Moments: Neem korte pauzes tijdens je vasten om meer bewust te zijn van je gedachten en gevoelens. Let op alle fysieke tekenen van honger, maar denk er niet te veel over na. Let op je ademhaling of doe een snelle controle van je lichaam. Het helpt je "attentie spier" op te bouwen.

Tussen vasten: Maak je brein klaar.
• Voeden met Doel: Breken snel met hele, biologische voedingsmiddelen geeft u langdurige energie en voedingstoffen die uw hersenen helpen. Zet eiwitten, gezonde vetten en die zeer belangrijke verse groenten bovenaan je lijst.

• Geef de suiker rush op: Bloedsuikerspieken en crashes maken het moeilijk om te concentreren. Als je breekt je vasten met suiker of zeer verwerkte koolhydraten, zal je hersenen worden traag later op.

• Slimme snacks (als je het nodig hebt): Om hersenmegen te vermijden in het midden van de dag zonder het vertragen van je stofwisseling, probeer noten, hard gekookte eieren, of eenvoudige yoghurt met bessen.

• Breaks That Help You Focus: Als u wilt uw focus te verbeteren tijdens pauzes, niet mindlessly scroll door sociale media. In plaats daarvan doe je spelletjes, leer je een nieuwe vaardigheid of gebruik je hersentrainingsapps.

Stapelgewoonten om de focus te verbeteren

Voor een groter effect, combineer vasten met andere goede gewoonten:

• Sta op en beweeg: U kunt zich concentreren en meer energie voelen met korte uitbarstingen van lichaamsbeweging tijdens of na een vasten. Een wandeling van 10 minuten of een paar yoga-bewegingen kan helpen.

• Mediteer om je mentale behendigheid te verbeteren: Mindfulness-praktijken maken het gemakkelijker om afleidingen te vermijden en geconcentreerd te blijven, zelfs als dingen moeilijk worden.

• De natuurboost: Buiten zijn kalmeert de geest en helpt je je te concentreren. Neem een pauze van het werk en ga een wandeling maken in het park, of plan na een vasten naar het park te wandelen.

• Niet te hard werken's nachts: Voor aandacht moet je regelmatig goed slapen. Hoewel vasten je kan helpen om beter te slapen, is goede slaaphygiëne nog beter.

De motivatiehoek

Je hebt tijd nodig om je "focusspieren" op te bouwen. Wacht op je beurt en geniet van de reis! Met elk vasten leer je je lichaam en geest samen te werken, wat je vermogen verbetert om niet alleen tijdens vasten maar ook de hele dag door te concentreren.

Het is belangrijk om te personaliseren
Probeer verschillende dingen om te zien wat helpt je het meeste te concentreren. Hier is hoe u uw ideale "Focus Formule" kunt ontgrendelen:

• De beste tijd om te vasten: Als je moet kiezen, doe je het beste op 16:8 of 20 uur vasten? Zoek de slag die je goed voelt en je geest scherp houdt.

• Oefeningen's morgens versus's avonds: Is oefenen's ochtends beter voor u na een vasten, of is oefenen in de avond beter? Scheduleer uw workouts voor tijden wanneer ze u zullen helpen meer gedaan te krijgen.

• Uw Zen Zone: Waar voelt de gemoedsrust het beste? Een rustige plek thuis, een parkbank of een drukke koffiezetplaats? Kies plaatsen waar je je diep kunt concentreren.

Volg uw winsten en maak uw strategie beter werken.
Schrijf in een focusboek! Opmerking: • De tijden van de dag waarop u zich het beste kunt concentreren; • Activiteiten die u helpen om te voorkomen dat u wordt afgeleid tijdens het vasten;

• Hoe venster maaltijden van invloed zijn op uw vermogen om te concentreren na een vasten

Als je je bewust bent van jezelf kun je je methode verbeteren! Je zou kunnen denken aan het maken van je eigen "focus-algoritme."

Hoe het lange spel te spelen: Geconcentreerd zijn is een vaardigheid

Je kunt veel krijgen uit vasten, maar consistentie is wat zal de effecten duren. Accepteer dat je nieuwe methoden uitprobeert, dat je je focus opbouwt, en dat je geniet van de overwinningen langs de weg. Een scherpe, heldere geest is de moeite waard.

Hoe te blijven op taak in het echte leven

De wereld waarin we leven is gemaakt om ons te laten concentreren. Met zoveel meldingen en to-do-lijsten, is het geen wonder dat het blijven op taak voelt als een gevecht de hele tijd. Maar als je de juiste stappen neemt, kun je weer de leiding over je werkdag (en het leven in het algemeen!) krijgen en de hele tijd geconcentreerd blijven.

TIP #1: De plaats waar je woont is erg belangrijk.
Maak uw gebied zo gefocust mogelijk:

• Ontdoen van de chaos: een plek die er overstuur uitziet, zorgt ervoor dat je erover nadenkt. Verwijder alles op je bureau behalve de dingen die je nodig hebt om het werk te doen.

• Het ontdoen van lawaai: Als je kunt, werken in een rustige plek. Koptelefoons die geluid blokkeren of achtergrondmuziek die je helpt je te concentreren (zoals stille nummers of geluiden van de natuur) kunnen het verschil maken.

• Verlichting Is belangrijk: LED-lampen die te helder zijn, kunnen uw ogen en geest pijn doen. Wanneer je kunt, gebruik natuurlijk licht of koop een goede werklamp die eruit ziet als zonlicht.

Tip #2: Leer om uw digitale huisdieren te controleren.
Om eerlijk te zijn, onze apparaten zijn vaak de dingen die ons van de
focus houden. Gebruik deze strategieën om de leiding te nemen:

• Telefoon uit het zicht: Zet uw telefoon rustig aan, schakel
waarschuwingen uit die niet nodig zijn en verberg het in een doosje of
tas. Het is mogelijk dat je telefoon je onbewust je aandacht wegneemt
door er gewoon te zijn.

• Website-blokkers: Als nieuws of sociale media-sites je afleiden,
gebruik apps die websites blokkeren tijdens momenten dat je moet
concentreren.
Freedom en StayFocused zijn beide geweldige keuzes.
Planned Airplane Mode: Als u uw telefoon moet sluiten, maar niet uit de
buurt van de meldingen kunt blijven, zet het in vliegtuigmodus voor een
korte tijd.

Tip #3: Controleer de To-Do Monster To-do lijsten die te lang zijn kan u
stoppen in uw tracks. Om ze af te breken, doe dit:

• Brain Dump: Schrijf op (of tik op uw telefoon) alle dingen die u moet
doen. Dit alleen helpt bij mentale overbelasting.

• Drie is een kracht: Kies slechts drie "must-do" dingen die je vandaag
moet doen. Dit helpt je om je te concentreren in plaats van je verward te
voelen.

• Tijd opzij stellen: Scheduleer specifieke tijdsloten met korte pauzes om
je focus op te vullen.

Tip #4: Gebruik de kracht van rituelen

Doe deze dingen voordat je je concentreert om je hersenen te laten weten dat het tijd is om te gaan:

• De Dream Brew: Uw pre-task drankje aanwijzing kan een bepaald soort thee, koffie, of energiserend geïnfuseerd water.

• Soundtrack of Choice: Maak een mix van muziek die helpt je te concentreren dat je altijd speelt wanneer je dingen moet doen.

• Snelle voorbereiding voor het lichaam: U kunt uw energie terug naar de snelheid met een paar minuten van diepe ademhaling, stretching, of springen jacks.

Micro-focus sessies zijn een geweldige manier om uw aandacht te trainen.

Net als het opbouwen van spieren, kunnen korte uitbarstingen van aandacht u helpen beter te worden:

• De Pomodoro-methode: Concentreer je op je werk gedurende 25 minuten, neem dan een pauze van 5 minuten. Doe dit keer op keer. U kunt een Pomodoro timer app gebruiken om deze methode bij te houden.

• Begin klein: Concentreer je zelfs voor slechts 10 minuten rechtop is een overwinning. Naarmate je mentale kracht groeit, voeg langzaam meer tijd toe.

• Eén taak per keer is koning: Dat is niet hoe onze hersenen zijn aangesloten om te werken. Eén ding per keer zal je helpen meer gedaan te krijgen en je geest te voorkomen dat moe.

De motivatiehoek

Blijven op taak is iets waar je aan moet werken! Laat af en toe mislukkingen je niet verliezen. Om dezelfde reden dat je vastt, denk er dan aan als een reis van voortdurende zelfverbetering en ontdekking.

Vier elke overwinning, hoe groot of klein ook.
• Heb je een zware baan afgerond zonder te worden bijgebracht? Veel succes!
• Weigerde om te kijken naar uw telefoon voor een uur? Dat is een grote stap voorwaarts.
• Een moeilijke nieuwe vaardigheid geleerd door het hard te oefenen? Je kunt je goed concentreren.

De effecten van gerichte actie op andere dingen

Stel je voor alle geweldige dingen die je zou kunnen doen als je zoveel kon concentreren als je kon. Stel je voor hoe goed het voelt om grote doelen te overtreffen, gemakkelijk nieuwe vaardigheden te verwerven en eindelijk naar de projecten te komen die je hebt uitgesteld. Focus training loont op manieren die niet alleen gebeuren op het werk.

Hoofdstuk 8: Minder stress, meer glimlachen

Wat vasten doet aan je humeur en angst

Er is een staat genaamd "hongerig" die gebeurt wanneer je hongerig en prikkelbaar tegelijkertijd bent. En hier is het schokkende deel: vasten kan het tegenovergestelde effect hebben als je het op de juiste manier doet. Het kan je kalmer, minder angstig en misschien zelfs gelukkiger maken.

Hoe vasten je humeur kan veranderen

Laten we eens kijken naar de wetenschap achter deze interessante link:

• Neurotransmitter Boost: Wanneer je vast, neurotransmittoren (de chemicaliën die berichten in je hersenen) zoals serotonine en dopamine worden veranderd. Deze chemicaliën zijn verbonden met stemmingsregulering, drive en beloningsgevoelens.

• BDNF Strikes Again: Herinnert u zich dat krachtige eiwit dat we blijven praten over? Het doet meer dan alleen het geheugen verbeteren; het beïnvloedt ook de stemming en kan mensen met angst en verdriet helpen zich beter te voelen. Het maakt meer van zichzelf als je vastt.

• kalmerende ketonen: Ketonen worden gemaakt wanneer je lichaam schakelt van het gebruik van koolhydraten voor brandstof om vet te verbranden tijdens een vasten. Sommige mensen zeggen dat het hebben van hoge ketonen maakt ze zich meer gefocust en kalm.

• Ontsteking Tamer: Langdurige ontsteking maakt het moeilijk om te ontspannen en kan zorgen erger maken. Studies tonen aan dat vasten kan helpen de ontsteking in de hersenen en het lichaam als geheel te verminderen.

• Bouwt veerkracht: Het doorstaan van die vasten obstakels kan je beter voelen over je eigen mentale en fysieke kracht. Het gevoel dat je de controle hebt over je leven in het algemeen maakt het gemakkelijker om te gaan met stress en zorgen.

Van lab naar het echte leven: mogelijke voordelen

Hoewel we nog steeds niet veel weten over de langetermijneffecten, dit is wat de wetenschap zegt:

• Ontdoen van angst: Vroege studies suggereren dat vasten kan helpen verlichten angst symptomen en maak je kalm.

• Mood booster: Hoewel het niet zeker is, sommige studies tonen aan dat regelmatig vasten je humeur kan verbeteren en je minder prikkelbaar maakt.

• Beter vermogen om met stress om te gaan: vasten kan je sterker maken tegen stress, het verlagen van de overweldigende gevoelens die zorgen en ongezonde verlangens kunnen veroorzaken.

Belangrijke dingen om na te denken over

Het is geen magische kogel voor geestelijke gezondheidsproblemen om snel. Om het te begrijpen, lees dit:

• Verschillende mensen hebben verschillende ervaringen; iedereen reageert op zijn eigen manier. Als u al een geestelijke gezondheidsprobleem heeft, moet u altijd met uw arts praten over vasten.

• Niet een stand-in behandeling: Denk aan vasten als EEN manier om uw geestelijke gezondheid te verbeteren. Het werkt het beste in combinatie met andere gezonde gewoonten en, indien nodig, professionele hulp.

• Let op je lichaam: vasten is niet goed voor je als het je nervositeit verergert of ertoe leidt dat je op een onregelmatige manier eet. Je kunt je geestelijke gezondheid op vele andere manieren verbeteren.

Motivatiehoek: Het gaat om sterk zijn!

Als je humeur of angst gaat omhoog en omlaag veel, het idee dat iets zo eenvoudig als het plannen wanneer je eet kan helpen is erg machtigend. Vergeet niet dat vasten je laat zien dat je de leiding hebt – je kunt de honger aanpakken en sterker uitkomen. Dit alleen kan de manier waarop je denkt op een grote manier veranderen.

Hoe krijg je het meeste uit stemmingsversterkers

Ben je klaar om het te proberen? Hier is hoe je het meeste uit je dieet kunt halen voor geestelijke gezondheid:

• Begin langzaam en blijf gehydrateerd: Als u wilt voorkomen dat boos of angstig, vooral in het begin, gemakkelijk in vasten en hydrateren een topprioriteit te maken.

• Mindful Eating Windows: Wanneer je breekt een vasten, eet hele voedingsmiddelen die goed zijn voor u en geef je hersenen de voedingstoffen die het nodig heeft om uw stemming stabiel te houden.

• Doe activiteiten die je tegelijkertijd kalmeren. Voor een extra stijging van de stemming tijdens vasten, probeer meditatie, lichte oefening, of tijd doorbrengen in de natuur.

• Schrijf uw stemming op: Het bijhouden van een stemming record samen met uw vasten log kan u helpen patronen en voordelen voor jezelf te zien.

Waarom een holistische aanpak belangrijk is

Vasten kan een deel van uw gezondheidsplan zijn, maar het werkt het beste als u deze andere belangrijke delen toevoegt:

• Genoeg slapen: Niet genoeg slapen is verschrikkelijk voor je humeur. Vasten en beter slapen samen zijn zeer effectief.

• Gebalanceerde voeding: de voedingsmiddelen die je elke dag eet zijn een belangrijk onderdeel van het beheersen van je humeur. Een vasten betekent niet dat je veel junkfood kunt eten.

Ondersteuningssysteem: Het hebben van een goed ondersteuningsysteem zal u helpen op uw reis, of het nu professionele hulp, een behulpzame vriend, of online gemeenschappen.

Ben je klaar om de stress te verminderen en vrede in jezelf te vinden? Dit deel gaat over hoe vasten de manier kan veranderen waarop je lichaam reageert op stress, waardoor je je kalmer, sterker en beter voorbereid voelt om te gaan met de onverwachte dingen die in het leven gebeuren.

Het verzorgen van stresshormonen en het stimuleren van kalmte

Stress is als het alarmsysteem van je lichaam, dat er is om je te helpen in leven te blijven als er gevaren zijn. In de drukke wereld van vandaag, echter, dat alarm wordt vaak vastgebonden op hoge alertheid, het vullen van je lichaam met stresshormonen die je mentale en fysieke gezondheid weggooien. Wat is goed? Misschien moet je haast maken om die alarm in je hoofd te resetten en je kalmtecentrum te vinden.

Tips om zich te ontdoen van stress

Hier zijn enkele manieren waarop vasten de manier kan veranderen waarop je omgaat met stress:

• Controleer cortisol: Cafeïne, dat is uw belangrijkste stresshormoon, stijgt natuurlijk in de ochtend en daalt gedurende de dag. Deze trend kan worden gereguleerd door vasten, wat chronisch hoge cortisolspiegels kan verlagen die angst en burn-out veroorzaken.

• Neuroplasticiteit op het werk: je kunt je lichaam flexibeler maken door het onder korte termijn stress te brengen (in a controlled way with fasting). Op de lange termijn maakt dit je minder kans om gestresst te worden, zodat je problemen kunt aanpakken als ze opduiken in plaats van je de hele tijd overweldigd te voelen.

• Boosts uw stofwisseling: vasten kan het gemakkelijker maken voor uw lichaam om te draaien op vet in plaats van koolhydraten. Het veranderen van je stofwisseling kan je helpen om stress beter te beheren, wat je kan helpen kalm te blijven als de dingen gek worden.

• Mind Over Matter: In staat zijn om uw honger bangs te beheersen tijdens een fast boost uw zelfvertrouwen, die op zijn beurt geeft u meer mentale controle en minder drang om ongezonde manieren om te gaan met stress te gebruiken.

Voordelen in de echte wereld: Gelukkiger en minder gestrest

Vasten zal je niet plotseling van al je stress ontdoen. Maar dit is wat het je zou kunnen geven:

• Innerlijke kalmte: Dat gevoel van constante stress of op de rand langzaam verdwijnt en wordt vervangen door een kalm gevoel van welzijn.

• Emotionele veerkracht: Je wordt niet boos over kleine mislukkingen; in plaats daarvan, je overwint ze sneller en met een sterker gevoel van "Ik kan dit aan."

• Minder Reactiviteit: Wanneer problemen opduiken, denk je na over hoe je ze zorgvuldiger kunt aanpakken in plaats van snel te reageren met woede of frustratie.

Om een of andere reden kan vasten je slaperig maken.
Meer studies met echte mensen zijn nodig, maar wat tot nu toe is geleerd wijst op een interessant mogelijk effect:

• Gestabiliseerde stemming: Sommige studies tonen aan dat vasten kan helpen stemmingswisselingen te beheersen en mensen minder prikkelbaar te maken, wat een frequent teken van stress is.

• Beter slapen: Het krijgen van voldoende slaap is een belangrijk onderdeel van het omgaan met stress. Vasten leidt tot diepere slaap, wat een positieve feedbackloop veroorzaakt.

• Verlaagt ontsteking: Het hebben van te veel cortisol kan ontstekingen erger maken, wat gezondheidsproblemen zoals zorgen ook erger kan maken. Deze ontsteking kan afnemen als je vastt, wat je kan helpen om stress beter te beheren.

Tips voor het krijgen van het meeste uit kalmte: Gebruik deze tips om het meeste uit vasten's vermogen om stress te verlichten:

• Combo Power: Doe iets ontspannends zoals yoga, meditatie, of tijd doorbrengen in de natuur tijdens het vasten.

• Mindful Moments: Plan korte bewustzijn breekt in uw vasten om u te helpen voelen meer gegrond en kalm.

• Zet rust eerst: Wanneer u op een lange vasten, niet proberen om uw normale energie-uitvoer te houden. Doe meer dingen waardoor je je ontspannen voelt om je lichaam te helpen stress te bestrijden.

• Langzaam breken van de vasten: Wanneer je breekt uw vasten, eet lichte, gezonde voedingsmiddelen om uw bloedsuikerspiegel te houden van gaan omhoog en omlaag, die zorgen kan verergeren.

De motivatiehoek

Het kost tijd om je lichaam te wennen aan zorgen! Voor de eerste paar vasten, maak je geen zorgen als je je niet voelt als een Zen meester. Vier elke kleine stap die je neemt om je kalmer en sterker te voelen. Als je ernaar houdt, zullen die kleine stappen tot grote veranderingen toevoegen.

Waarom zelfbewust zijn belangrijk is
Let op je lichaam! Hier is zorgvuldige observatie erg belangrijk:

• Doet vasten je kalmeren of wakker? Voor sommigen helpt vasten hen zich te concentreren en zich kalm te voelen. Voor sommigen, vooral degenen die nieuw zijn om te vasten, kan het hen meer prikkelbaar voor een korte tijd te voelen.

• Vind een plek om te ontspannen: U kunt zich misschien het beste voelen na een korte vasten, of u kunt zich kalmer na een langere vasten. Jij bent de enige die kan vinden wat werkt!

• Is stress erger geworden? Definitief stoppen met vasten als het maakt uw stress niveaus veel hoger of uw nervositeit erger. Respecteer wat je hebt meegemaakt en kijk in plaats daarvan naar vriendelijke manieren om met stress om te gaan.

Een sterke helper, geen magische remedie

Vergeet niet dat vasten een manier is om met stress om te gaan. Het werkt het beste als het wordt samengevoegd met deze belangrijke gewoonten:

• Regelmatige lichaamsbeweging: Het bewegen van je lichaam is een geweldige manier om stress te verlichten. Vind een manier om te bewegen die je geniet en doe het elke dag.

Een goede nachtrust: Het is belangrijk om voldoende slaap te krijgen, zodat je lichaam en geest volledig kunnen opladen. Dit zal u helpen omgaan met zorgen beter.

• Vraag om hulp: Als u te maken heeft met langdurige zorgen of stress, moet u hulp krijgen van een professional, zoals een therapeut of uw arts.

Er is een sterke link tussen je geestelijke gezondheid en de algehele gezondheid van je hersenen. Dit is een zeer belangrijk idee dat vaak over het hoofd wordt gezien. Vermijd het idee dat ze twee verschillende dingen zijn! Het kennen van deze link geeft je de kracht om beslissingen te nemen die goed zijn voor zowel je geluk als de gezondheid van je hersenen op de lange termijn.

Waarom geestelijke gezondheid belangrijk is voor de gezondheid van de hersenen in het algemeen

Je brein is verantwoordelijk voor meer dan alleen je herinneringen en gedachten. Het controleert ook je emoties, je stressrespons en alle andere complexe processen die je in leven houden. Het is logisch dat als je geestelijke gezondheid verslechtert, je hersengezondheid ook kan verslechteren (en omgekeerd!).

Problemen met de geestelijke gezondheid kunnen de hersenen pijn doen op slechte manieren
Hier zijn enkele manieren waarop mentale gezondheidsproblemen op lange termijn je hersenen kunnen beschadigen:

• Veranderingen in de hersenstructuur: Minder hersenvolume in delen van de hersenen die belangrijk zijn voor het geheugen en het beheersen van emoties is gekoppeld aan psychische aandoeningen zoals verdriet en angst.

• Meer zwelling en pijn: Stemmingsstoornissen en langdurige zorgen kunnen de ontsteking in het hele lichaam, inclusief de hersenen, verergeren. Deze ontsteking doet pijn aan hersencellen en maakt het moeilijker om duidelijk te denken.

• Risico van de ziekte van Alzheimer en dementie: Studies tonen aan dat onbehandeld verdriet en langdurige angst de kans verhogen om later in het leven ziek te worden.

Hersenchemicaliën, zoals serotonine en dopamine, kunnen uit evenwicht raken, wat kan leiden tot stemmingsstoornissen. Stemmingsstoornissen kunnen veel dingen beïnvloeden, van rijden tot slapen.

De vicieuze cyclus: Hoe de geest de hersenen beïnvloedt

Je kunt in beide richtingen gaan! Net zoals geestelijke gezondheidsproblemen de hersenen beïnvloeden, kunnen veranderingen in de gezondheid van je hersenen je ook waarschijnlijker maken om psychische problemen te hebben:

• hoofdletsel: Zelfs milde bevriezingen kunnen uw humeur voor een lange tijd veranderen en maken u meer kans op het ontwikkelen van verdriet en angst.

• Niet genoeg voedingsstoffen: Om op zijn best te werken, heeft je hersenen bepaalde mineralen en vitaminen nodig. Tekortkomingen kunnen ervoor zorgen dat je je depressief, vermoeid voelt en hersenmijl veroorzaakt.

• Veranderingen die komen met het ouder worden: Naarmate je ouder wordt, verandert je hersenen van nature op manieren die je waarschijnlijker kunnen maken om stemmingswisselingen te hebben, geïrriteerd te zijn en te voelen alsof je je geest verliest.

• Langdurige ziekten: Diabetes en hartziekten verminderen zowel de hoeveelheid bloed die naar de hersenen komt. Dit maakt het waarschijnlijker dat u geestelijke gezondheidsproblemen heeft of uw geheugen verliest.

Het is belangrijk om te onthouden dat dit niet betekent dat elke slechte dag betekent dat je grote hersenschade of dat je kunt voorkomen dat mentale gezondheidsproblemen gebeuren. Er is meer dan dat! Maar het is duidelijk dat het kennen van deze link kracht heeft.

Goed nieuws: je brein kan veel aan!
Laat dit je niet schrikken; het is bedoeld om je opgewonden te maken! Je hersenen kunnen zichzelf op verbazingwekkende manieren herstellen, en het verzorgen van je geestelijke gezondheid is een van de beste dingen die je kunt doen om je hersenen goed te laten werken voor de komende jaren.

Gebruik maken van de kracht van preventie

Dit is waar de dingen interessant worden: dezelfde goede gewoonten die je beter voelen, beschermen ook je hersenen:

• Vasten voor de Win: Vasten kan helpen uw hersenen te beschermen tegen schade, die uw risico op neurodegeneratieve ziekten in de loop van de tijd kan verlagen. Het kan ook helpen met zorgen en stemmingsstabiliteit.

• Minder stress betekent minder stress voor de hersenen: langdurige stress doet pijn aan hersencellen. Het plaatsen van ontspanningsvaardigheden, mindfulness en gezonde manieren om met stress om te gaan op de top van je lijst is een geschenk aan zowel je huidige als toekomstige zelf.

• Geef je brein voedsel: Een dieet vol fruit, groenten en gezonde vetten geeft je hersenen en stemming de bouwstenen die ze nodig hebben om op hun best te werken.

• Beweging is magisch: Oefening verhoogt de bloedstroom, helpt nieuwe neuronen groeien, en verbetert de stemming – het is als een magische kogel voor de hersenen.

Verbinding met andere mensen: Sterke banden verminderen stress, verhogen chemicaliën in de hersenen die je goed voelen, en kunnen zelfs het risico op cognitieve achteruitgang verlagen.

De motivatiehoek

Het is eenvoudig om "hersengezondheid" te beschouwen als iets waar je je alleen maar zorgen over hoeft te maken naarmate je ouder wordt. Maar de waarheid is dat elke gezonde keuze die je vandaag maakt, elke keer dat je je stress beheert, en elke keer als je je humeur op de eerste plaats plaatst, je een geest bouwt die slimmer, gelukkiger en sterker zal zijn voor de komende decennia. Dat is de beste manier om van jezelf te houden!

Wanneer u hulp moet krijgen van een Pro Self-care is belangrijk, maar het is NIET een vervanging voor professionele hulp als je een moeilijke tijd:

• Wacht niet totdat de dingen verkeerd gaan: Het is geen teken van zwakte om hulp te krijgen voor dingen als verdriet, angst of andere problemen. Het is beter om onmiddellijk hulp te krijgen.

• Therapie traint de hersenen: Therapy traint mensen hoe om te gaan met stress, veranderen schadelijke manieren van denken, en emotioneel sterk te worden. Het is alsof je je brein uitwerkt!

• Uw arts is aan uw zijde: Praat vrij met uw arts over uw geestelijke gezondheid. Ze kunnen zoeken naar diepere oorzaken en geven u een scala aan gepersonaliseerde behandelingskeuzes.

Hoofdstuk 9: Je geheugen beschermen

Vasten als mogelijke preventie tegen Alzheimer en andere vormen van dementia

De angst om onze herinneringen en zelfstandigheid te verliezen met het ouder worden, is heel normaal. Recent onderzoek biedt echter hoop: gecontroleerd vasten zou het risico op deze verwoestende ziektes mogelijk verlagen. Inzicht in dit onderzoek geeft je de kennis om bewuste keuzes te maken voor je brein-gezondheid op de lange termijn. Let op: het is géén gegarandeerde Alzheimer-preventie.

Hoe vasten helpt je dierbare herinneringen te beschermen Laten we kijken hoe eetpauzes ingelast je brein kunnen wapenen tegen aftakeling:

• Autofagie: Ons favoriete cellulaire schoonmaakteam? Het presteert optimaal tijdens het vasten, ruimt verkeerd gevouwen eiwitten op, die ziektes als Alzheimer kunnen veroorzaken. Je zou het zien als 'mentaal de vuilnis buiten zetten'!

• Minder ontstekingen: Chronische ontstekingen liggen aan de basis van veel ouderdomsziekten, waaronder ook cognitieve achteruitgang. Door ontstekingen te verminderen, beschermt vasten die hersencellen.

• Ketonen Power: Tijdens het vasten maakt je lichaam ketonen aan. Deze lijken te helpen je neuronen gezond te houden, wat potentieel door Alzheimer veroorzaakte schade vertraagt.

• Brein-boost: Vasten stimuleert BDNF, die nieuwe hersencel-groei ondersteunt. Dit versterkt je hersenstructuur, waardoor die veerkrachtiger wordt.

• Metabole reset: Vasten verbetert je insulinegevoeligheid, wat het diabetesrisico verlaagt – een grote risicofactor voor Alzheimer en cognitieve achteruitgang.

Huidig wetenschappelijk inzicht: Potentieel positief, doch voorzichtig Dit is interessant onderzoek naar vasten en Alzheimer-preventie bij dieren. Hoewel hoopgevend, is dit belangrijk om in gedachten te houden:

• Muis ≠ Mens: Dierstudies vergroten ons begrip, maar cruciaal zijn nu lange-termijnstudies op mensen.

• Geen one-size-fits-all: Hoe lang zou je moeten vasten, welke methode is optimaal voor breingezondheid? Het antwoord verschilt mogelijk per persoon.

• Leefstijl = doorslaggevend: Vasten is een krachtig hulpmiddel, echter compenseert het niet een over het algemeen ongezonde levenswijze. Het werkt best in synergie met andere beschermende maatregelen.

Less for real life: Reasons to be hopeful

In afwachting van meer mensen-studies, biedt de beschikbare wetenschap nu al sterke redenen om vasten op je radar te houden:

• Mogelijkheid op vroege interventie: Als het werkt, potentieel een game-changer. Vooral voor mensen met een familiale belasting van geheugenverlies.

• Stoppen = winnen: Zelfs als vasten je risico slechts licht verlaagt, is dát al veelbetekenend in context van een ziekte als Alzheimer.

• Allround breinboost: De voordelen van vasten rijken verder dan dementie-preventie; je bestrijdt ontstekingen, bouwt aan een sterker brein, én verbetert je metabolisme. Win-win-win!

Motivatiehoekje Ziektes als Alzheimer kunnen je een machteloos gevoel geven. Het mooie van vasten: JIJ neemt weer de regie over je gezondheid, op de lange termijn. Het draait niet alleen om wetenschap, maar ook om empowerment.

Vasten in combinatie met andere beschermende maatregelen Wanneer je vasten combineert met deze 'brain friendly' gewoontes, wordt het effect nog versterkt:

• Het MIND dieet: Deze eetwijze focust op volop verse groenten, bessen, noten en vette vis, allen gelinkt aan betere breingezondheid bij het ouder worden.

• Slim bewegen: Zowel cardio als spiertraining doen je brein goed. Kies iets wat je leuk vindt, dat werkt het best om vol te houden.

• Mentale workouts: Leer een nieuwe taal, doe woordspelletjes, of kies voor een uitdagende sport om je neuronen te blijven prikkelen.

• Slaap heilig verklaren: Diepe, herstellende slaap is een must. Het is dé periode wanneer je hersenen belangrijke 'schoonmaak'-processen uitvoeren, wat mogelijk je Alzheimer-risico verlaagt.

• Stress-management: Chronische stress eist z'n tol op je brein. Vind gezonde manieren om met stressoren om te gaan.

Belangrijk om niet te vergeten

Overleg met je huisarts over vasten bij een familiegeschiedenis van Alzheimer of dementie. Zij kunnen specifiek advies geven over hoe het veilig en effectief toe te passen binnen een plan om gezond te blijven.

Bescherm je hersencellen én boost je levensduur

Het gaat er niet enkel om HOE LANG we leven, maar dat we van die kostbare extra jaren voluit kunnen genieten, op volle kracht. Hier wordt de link tussen vasten en een lang leven extra spannend!

Hoe vasten mogelijk tot langer én gezonder leven kan bijdragen Manieren waarop vasten kan helpen niet enkel langer, maar ook BETER te leven:

Cellulaire verjongingskuur: Autofagie frist meer op dan je brein alleen – je hele lijf ondergaat een lenteschoonmaak, oude, defecte cellen opgeruimd, ruimte voor nieuwe. Zo vertraagt dit proces van vernieuwing bepaalde tekenen van veroudering op celniveau.

Telomeren-power: Zie telomeren als beschermkapjes op je genen. Naarmate je ouder wordt, worden ze van nature korter. Volgens sommige studies remt vasten dit proces af, waardoor je cellen langer 'jong' blijven.

Activatie van levensduur-genen: Onderzoek suggereert dat vasten genen 'aanzet' die in verband staan met een lang leven, wat de natuurlijke reparatieprocessen in je lichaam versnelt.

Betere stofwisselings-gezondheid: Vasten verkleint je kans op ouderdomsziekten als diabetes, hartproblemen, en sommige kankersoorten, wat betekent: langer EN beter leven.

Bestrijden ontstekingen: Chronische ontstekingen liggen aan de basis van veel achteruitgang bij ouder worden. Vasten helpt ze onder controle te houden, goed voor lichaam en brein.

Dierstudies vs. potentieel voor mensen

Veel baanbrekend onderzoek vond plaats bij dieren, waar wetenschappers zagen dat vasten-routines de levensduur significant kunnen verlengen. Houd realistische doelen voor ogen, maar dit is waarom het inspirerend is:

Proof of Concept: Studies op dieren tonen ons hoe biologische processen mogelijk werken. Nu mensen-studies inhalen!

Niet enkel om héél véél ouder te worden: Zelfs als vasten géén decennia aan je leven toevoegt, is het doel om je 'healthspan' te verlengen – die jaren waarin je actief en in topvorm bent. Krachtig streven!

Vertaling gaande: Wetenschappers werken volop aan het vertalen van inzichten uit dierstudies naar veilige, lange-termijn vasten-protocollen voor mensen, ter ondersteuning van een langer leven.

Motivatiehoekje: Kwaliteit telt, niet alleen kwantiteit

Niemand wil lang leven om gewoon te 'overleven'. De kracht van vasten is nu juist dat het kan helpen om in je latere levensjaren te gedijen, met een scherpe geest, gezond lichaam, en energie om te blijven doen wat je leuk vindt.

Starten kan op elk moment

Het mooie aan vasten is: je kunt je er beter door voelen ongeacht wanneer je begint. Zo werkt het:

Vroege vogels: Beginnen met vasten, zelfs voor korte periodes, tijdens je volwassenheid, zet je lichaam op koers voor gezond ouder worden, en vergroot zelfs je kans op een lang leven.

Halveweg-adoptie: Nog steeds niet te laat als je mid-life bent! Vasten kan ontstekingen verlagen en je metabolisme verbeteren.

Senioren sparen centen: Zelfs wanneer je pas later in het leven begint, helpt vasten je cellen vernieuwen, beschermt je hersen-gezondheid, en verbetert biomarkers van gezond ouder worden. Mooi meegenomen in je 'gouden jaren'!

Vasten is een levensstijl

Deze 'fontein der jeugd' werkt werkelijk op de lange termijn. Beschouw vasten niet als een quick-fix, maar als manier om het verouderingsproces te vertragen. In combo met deze basics werkt het optimaal:

Het Langleven Dieet: Focus op onbewerkt voedsel, veel groenten, en magere eiwitten. Zie het als een mediterraan dieet, maar met minder maaltijden!

Bewegen als Medicijn: Kies activiteiten die zo leuk zijn, dat je ze gewoon móet inbouwen!

Je slaap heilig verklaren: Om cellen te herstellen en algehele gezondheid te bewaken, heb je diepe slaap nodig. Slechte slaap versnelt ouderdoms-processen.

Stress-management: Chronische stress verkort telomeren, versnelt veroudering. Gezond omgaan met stressfactoren is essentieel.

Verbinden: Sterke relaties voeden je fysieke en mentale gezondheid, op elke leeftijd. Dus geniet extra van die gewonnen jaren!

Hoe je het meest recente onderzoek kunt begrijpen

Grootschalige studies over vasten en ziektepreventie bij mensen nemen tijd in beslag, maar er zijn een aantal boeiende onderzoeksgebieden waar wetenschappers nu naar kijken:

Onderzoeksgebied #1: Diëten die vasten nabootsen en de gezondheid van de hersenen

Het onderzoek: Studies onderzoeken hoe FMD's (Fasting Mimicking Diets), die ongeveer 5 dagen duren, geheugenverlies, hersenleeftijd, en het risico op de ziekte van Alzheimer kunnen beïnvloeden.

Wat is er zo spannend aan? FMD's kunnen sommige voordelen van vasten makkelijker bereikbaar maken, en tegelijk de noodzaak van langdurige voedselrestrictie verminderen.

Waar wachten we op? Lange-termijnstudies op mensen zijn nodig om te zien of de positieve voordelen aanhouden, en of bepaalde FMD-protocollen het beste zijn voor het beschermen van de hersenen.

Onderzoeksgebied #2: De beste tijd om te beginnen met intermitterend vasten

Het onderzoek: Wetenschappers bekijken verschillende vasten-routines (16:8 versus om-de-dag vasten, enz.) om te zien welke het beste helpen tegen veroudering en het brein beschermen.

Waarom is dit spannend? Het maakt vasten flexibeler, zodat het beter aansluit bij individuele behoeften. Sommigen doen het beter op langere vasten, anderen halen geweldige resultaten uit kortere, dagelijkse vastenperiodes.

Waar wachten we op? We moeten uitzoeken of er een dosis-responsrelatie is: betekent langere vastenperiodes áltijd meer voordelen, of wordt het na een tijdje minder nuttig?

Onderzoeksgebied #3: Vasten en tekenen van veroudering

Het onderzoek: Wetenschappers kijken naar hoe vasten biomarkers beïnvloedt zoals telomeerlengte, ontstekingen, en metabole markers. Dit helpt hen begrijpen hoe vasten cellen beschermt.

Waarom is dit spannend? Dit gaat verder dan enkel symptoombestrijding. We zien veranderingen die plaatsvinden bij veroudering op cellulair niveau, wat kan aantonen hoe vasten het verouderingsproces zelf vertraagt.

Wat ons interesseert: Lange-termijnstudies die mensen opvolgen om te zien of veranderingen in biomarkers op termijn leiden tot lagere percentages cognitieve achteruitgang en ouderdomsziekten.

Onderzoeksgebied #4: Vasten op maat

Waarover gaat de studie? Onderzoekers beginnen te kijken hoe genen en reeds bestaande gezondheidsklachten van invloed zijn op hoe mensen op vasten reageren, en welke routines het best voor hen werken.

Waarom is dit spannend? Het opent de deur naar persoonlijk vastenadvies, aangezien dezelfde methode niet voor iedereen optimaal is, net zoals medicatie.

Waar wachten we op? Studies met grotere, meer gevarieerde groepen mensen, en informatie over hoe persoonlijke factoren bepaalde vastenstijlen kunnen bevoordelen (zoals minder vaak eten vs. langere vastenperiodes).

Jij bent je tijd vooruit, dus put hier motivatie uit Alleen al door te willen weten hoe vasten je helpt langer te leven, ben je je tijd mijlenver vooruit. Vergeet niet: een veilige uitvoering van vasten zet je op kop als het gaat om proactieve gezondheid, zelfs zonder alle antwoorden nu al te hebben.

Zo blijf je geïnformeerd en krijg je handvatten

Wil je bijblijven in dit snel veranderende onderzoeksveld? Zo doe je dat:

Vertrouwde bronnen: Studiebeschrijvingen vind je op betrouwbare websites, zoals die van het National Institutes of Aging (https://www.nia.nih.gov/) of bekende universiteiten.

Neem hype met een korreltje zout: Pas op voor sites die wonderkuren aanbieden of de wetenschap te simpel voorstellen. Zoek naar deskundig inzicht dat eerlijk en genuanceerd is.

De kracht van community's: Word lid van online forums of groepen waar mensen hun vastenervaringen en nieuwe studies bespreken op verantwoorde, feitelijke wijze.

Een woordje over geduld en perspectief Wetenschap kost tijd, zéker als het gaat om complexe onderwerpen als langer leven en ziektepreventie. De kern is:

Het is geen doel, maar een reis: Geef niet op als we nog niet alle antwoorden hebben. Richt je aandacht op veranderingen die je NU in je leefstijl aan kunt brengen, wetende dat deze je toekomstige gezondheid ten goede komen.

Grote doorbraken in zicht: Met toenemende interesse in en financiering van onderzoek op dit vlak, is het duidelijk dat er meer baanbrekende ontdekkingen aankomen!

Hoofdstuk 10: Autofagie: De schoonmaakploeg van je hersenen

Autofagie eenvoudig uitgelegd Zie je brein als een drukke stad. Elke dag nemen mensen nieuwe kennis op, ruimen oude herinneringen op, en voeren moeilijke taken uit. Maar net als in elke drukke stad, hoopt afval zich op. Daar komt autofagie om de hoek kijken – een non-stop schoonmaakploeg die je brein soepel laat functioneren!

Autofagie: De krachtpatser van cellulaire recycling

Het woord wordt uitgesproken als "oo-TOF-a-zjie", en betekent in het Grieks "zelfeating". Misschien klinkt het eng, maar dit superbelangrijke cellulaire proces houdt je brein en lichaam juist gezond. Zo werkt het:

Cellulair huishouden: Na verloop van tijd verzamelen je cellen kapotte eiwitten, slecht werkende organellen (als mini-fabriekjes in je cellen) en zelfs afval van normale celprocessen. Autofagie speurt die 'troep' op, en stopt het in 'vuilniszakjes.'

Het recyclecentrum: Die pakketjes gaan naar lysosomen, speciale onderdelen in cellen. Zie die als mini-recyclinginstallaties die oude onderdelen afbreken tot hun basisbouwstenen.

Hergebruik: Je cellen gebruiken die bouwstenen vervolgens voor gloednieuwe, gezonde onderdelen. Alsof je een oude fiets uit elkaar haalt en er een nieuwe van bouwt!

Waarom Autofagie belangrijk is voor je breingezondheid

Naarmate we ouder worden, werkt autofagie vaak minder goed. Dat kan een ophoping van dode cellen veroorzaken, wat helder denken moeilijker maakt, en kan zelfs leiden tot hersenontstekingen en neurodegeneratieve ziekten als Alzheimer. Maar er is goed nieuws! Onderzoek wijst uit dat we autofagie mogelijk een boost kunnen geven, op die manier onze hersenen beschermen, en ze langer in topvorm kunnen houden.

Vasten: De booster voor autofagie Boeiend is dat vooral wisselvallig vasten een krachtige trigger lijkt voor autofagie. Wanneer je lichaam een tijdje geen eten krijgt, draait het z'n cellulaire vernieuwings-processen in overdrive. In essentie zegt je lijf: "Oké, externe voorraden zijn beperkt, laten we het huishouden opschonen en slim gebruik maken van wat we hebben!"

Waarom een schone cellulaire omgeving goed voor je is

Door dingen te doen die autofagie een boost geven, zoals vasten, zou je mogelijk:

De gezondheid van je hersencellen verbeteren: Een schone omgeving zorgt dat hersencellen beter en sneller werken.

Ontstekingen verminderen: Autofagie verwijdert dode cellen en ander 'puin' dat ontstekingen kan triggeren, een grote boosdoener in mentale achteruitgang bij het ouder worden.

Je cognitieve functies verbeteren: Met minder 'troep' in je systeem, kan je brein wellicht beter onthouden, focussen en helderder nadenken.

Onthoud: het onderzoek naar autofagie en hersengezondheid is nog relatief jong en vol potentieel. Voor volledige inzichten in de lange-termijngevolgen, zijn meer studies op mensen nodig.

Onthoud dat het nooit te laat is om te beginnen.

Als autofagie de laatste tijd geen topprioriteit voor je brein is geweest, is het goede nieuws dat je het beter kunt laten werken door een aantal veranderingen in je levensstijl aan te brengen. Je kunt vasten, maar dat is niet het enige dat je kan helpen. Hier zijn nog een paar dingen die je kunt doen om de natuurlijke schoonmaakploeg van je hersenen te helpen:

• **Regelmatig sporten:** Vooral cardiovasculaire oefeningen helpen het autofagieproces van je lichaam overal, ook in je hersenen. • **Goede slaap:** Terwijl je slaapt, kunnen je hersenen werken aan het opruimen van cellen, wat ook autofagie omvat.

• **Omgaan met stress:** Langdurige stress verstoort de autofagie. Ontspanningsmethoden zouden een topprioriteit moeten zijn voor het in stand houden van een gezonde cellulaire omgeving.

Waarom vasten helpt bij het afvoeren van afvalstoffen in de hersenen en het recyclen van cellen

Als je vasten ziet als een resetknop, betekent dit dat je hersenen zichzelf volledig kunnen opschonen. Deze verbazingwekkende verandering vindt in een paar stappen plaats:

Fase 1: Van versnelling veranderen - van bouwen naar opruimen

Wanneer je voortdurend eet, is je lichaam druk bezig met processen die de groei bevorderen. Dit is wat je lichaam je tijdens een vasten vertelt: "Oké, er komen geen nieuwe middelen binnen. Tijd om te besparen en te hergebruiken wat we al hebben."

• **De verandering waarnemen:** Je cellen kunnen veranderingen in je voedings- en energieniveau waarnemen tijdens het vasten. Dit zet een ketting van signalen in gang die hen vertelt over te schakelen.

• **Minder bouwen, meer onderhoud:** Als processen als groei en celdeling vertragen, kunnen je cellen hun energie gebruiken om op te ruimen en te herstellen.

Fase 2: Helemaal vooruit met autofagie!

Autofagie wordt geactiveerd als je vast, maar het werkt nog harder als je niet eet. Zo werkt het:

• **"Isolatie Teams" samenstellen:** In je cellen vormt zich iets wat een autofagosoom wordt genoemd. Het is een speciale structuur met twee membranen. Zie ze als kleine schoonmaakploegen die je hersencellen controleren.

• **Vuilnis markeren:** Deze autofagosomen vinden kapotte eiwitten, versleten mitochondriën (de krachtcentrales van je cellen) en ander afval dat moet worden weggegooid.

• **Naar het "recyclingcentrum" brengen:** De autofagosomen nemen het afval op en verplaatsen het naar de lysosomen, de eerdere genoemde recyclingcentrales.

Fase 3: Afval opruimen en middelen terugwinnen

In de lysosomen zitten sterke enzymen die het celafval afbreken. Hier gebeurt de echte magie:

• **Afbreken:** Het afval wordt afgebroken tot de basisbouwstenen, zoals aminozuren, vetzuren, DNA en meer.

• **Nieuwe onderdelen:** Je cellen gebruiken deze teruggewonnen bouwstenen om nieuwe eiwitten te maken, kapotte structuren te repareren en zelfs gloednieuwe, gezonde mitochondriën te maken. Dat is duurzaam!

Waarom het belangrijk is: de voordelen voor de gezondheid van de hersenen

Laten we het hebben over hoe deze cellulaire reiniging je hersenen in de praktijk kan helpen:

• **Je hersenen beschermen tegen 'rommel':** vasten kan de autofagie verbeteren, wat de opbouw van verkeerd gevouwen eiwitten kan tegengaan. Deze eiwitten worden in verband gebracht met Alzheimer en Parkinson.

• **Ontstekingen onder controle houden:** het verwijderen van beschadigde celonderdelen helpt ontstekingen te verminderen, een belangrijke oorzaak van hersenmist en cognitief verlies.

• **Neuron Power-Up:** Autofagie ondersteunt de groei van nieuwe hersencellen, het vormen van herinneringen en de algemene cognitieve functie door cellen gerecyclede materialen te geven.

Focus op onderzoek: Vasten en de hersenen

Veel onderzoek wordt gedaan bij dieren, maar de bevindingen zijn veelbelovend:

- **Dierstudies:** Vasten verhoogt de autofagie in de hersenen, vermindert leeftijdsgebonden hersenontsteking, stimuleert de cognitieve functie en kan zelfs de ontwikkeling van neurodegeneratieve ziekten bij muizen vertragen.

- **Nieuw menselijk onderzoek:** Vroege studies suggereren dat vasten je mogelijk slimmer maakt en het risico op hersenverlies door veroudering kan verminderen.

Motivatiehoek:

Je geeft je innerlijke recyclingsysteem een boost.

Niet alleen je lichaam gaat zonder voedsel tijdens het vasten, je instrueert ook je hersencellen om belangrijk onderhouds- en reparatiewerk uit te voeren. Zie vasten als een springplank naar het maximale uit je natuurlijke anti-verouderingssysteem halen.

Andere autofagie-bondgenoten naast vasten

Vasten geeft een sterke boost, deze gewoontes ondersteunen ook de autofagie:

- **Caloriebeperking:** Zelfs matige caloriebeperking kan autofagie stimuleren, wat goed is voor de gezondheid van de hersenen en een lang leven.

- **'Autofagie-versterkende' verbindingen:** Resveratrol en groene thee zijn voorbeelden van natuurlijk voorkomende verbindingen die celreparatie kunnen ondersteunen.

• **Gerichte therapieën:** Onderzoekers bestuderen medicijnen die specifiek de autofagie zouden kunnen verhogen. Dit kan leiden tot nieuwe behandelingen voor neurodegeneratieve ziekten.

Ben je klaar om een stapje verder te gaan met je hersenrecycling?

Wees consistent als het om autofagie gaat. Regelmatige vastenperiodes, zelfs korte, geven de schoonmaakploeg van je hersenen een workout die de prestaties verbetert en je gezondheid op lange termijn ondersteunt. Het zal je goed doen.

De Bewijs Dat Hersenen Werken

"Voorjaarsschoonmaak" gaat over autofagie, het schoonmaakteam van je hersenen. Onthoud dat autofagie een soort klein afval- en recyclesysteem in je hersenen is. Hier is meer over de wetenschap achter hoe alles werkt:

De Belangrijke Spelers: Maak Kennis met de Moleculen Een aantal belangrijke chemicaliën regelen dit ingewikkelde proces. Zie ze als de bazen van je schoonmaakploeg:

• AMPK: De energiemonitor van je cellen. Het gaat aan wanneer het lichaam vast of weinig energie heeft, en vertelt het om hulpbronnen te sparen en de schoonmaakmodus te starten.

• mTOR: Degene die de groei regelt. Als er veel voedingsstoffen zijn, helpt mTOR cellen groeien. Maar als je uitgehongerd bent, stopt het, waardoor autofagie het kan overnemen.

• Transcriptiefactoren: Deze eiwitten bepalen hoe genen tot expressie worden gebracht. Bepaalde transcriptiefactoren schakelen genen in die helpen bij het maken van de autofagosomen, die werken als schoonmaakploegen.

Schoonmaak Stap voor Stap: Hoe Het Werkt Laten we eens kijken naar die belangrijke stappen van de autofagie-voorjaarschoonmaak:

De eerste stap is dat AMPK de verandering in energieniveaus tijdens het vasten oppikt en de boodschap "Tijd om schoon te maken!" uitzendt. Tegelijkertijd krijgt de groeimanager, mTOR, een korte pauze.

Autofagosoomvorming: Een fagofoor, een structuur met een dubbel membraan, begint het afval dat moet worden gerecycled te omsluiten. Het is een beetje zoals het buitenzetten van het afval.

Uitbreiden en Doelzoeken: De fagofoor wordt groter en neemt het "gemarkeerde" afval op, waardoor een autofagosoom ontstaat, een verzegelde zak met celafval. Op naar de Recycling: Het autofagosoom verbindt zich met een lysosoom, de recyclingfabriek van je cel, en sterke enzymen beginnen de inhoud af te breken.

Herbouw en Bijtanken: De basisbouwstenen, zoals aminozuren, vetzuren, enzovoort, worden teruggestuurd naar de cel om te worden gebruikt voor het repareren van cellen, het maken van energie of het bouwen van nieuwe structuren.

Waarom het ZO belangrijk Is om je Hersenen Schoon te Maken Voor een betere gezondheid komt al deze voorjaarsschoonmaak neer op één ding: cellen die schoon zijn en goed werken.

• Bescherming Tegen Eiwitrommel: Autofagie verwijdert verkeerd gevouwen of samengeklonterde eiwitten die in verband worden gebracht met de ziekten Alzheimer, Parkinson en Huntington.

• Gezonde Mitochondriën = Energieke Hersencellen: Autofagie verwijdert oude of kapotte mitochondriën en maakt plaats voor nieuwe, gezonde om te groeien. Zo blijven je hersencellen actief.

• Minder Ontsteking: Het verwijderen van de dode cellen en ander afval vermindert ontstekingen, wat een belangrijke reden is waarom onze hersenen slechter worden met de leeftijd en hersenmist veroorzaken.

Autofagie in Actie: Een Blik op het Onderzoek Het onderzoek dat aantoont dat autofagie verband houdt met de gezondheid van de hersenen is zeer spannend:

• Voorkomen van Neurodegeneratie: Onderzoek toont aan dat neurodegeneratieve ziekten die verband houden met ouder worden, in verband worden gebracht met verminderde autofagie. Het verbeteren van de autofagie zou een behandeldoel kunnen zijn.

• Vasten voor Focus: Zelfs kortdurend vasten verbetert de autofagiebanen van de hersenen en kan mensen en dieren helpen om helderder te denken en dingen te onthouden.

• Meer Dan Alleen de Hersenen: Autofagie is niet alleen voor de hersenen! Het is een belangrijk proces in je hele lichaam en het helpt je stofwisseling, je immuunsysteem en je algehele gezondheid.

Dat Klopt, jij Hebt de Macht! Hersencellen zijn als kleine huisjes die regelmatig onderhoud nodig hebben. Autofagie werkt als super-efficiënte schoonmakers die binnenkomen, opruimen, dingen repareren en alles beter laten werken. Het mooie is dat je dit proces kunt versnellen, waardoor je hersenen de beste kans krijgen om sterk en scherp te blijven.

Waarom Regelmatig Onderhoud Belangrijk Is Het is niet alsof je je huis één keer per jaar zou schoonmaken. Autofagie werkt het best als je het elke dag doet. Goed nieuws: Vasten is een Sterspeler omdat het een sterke manier is om autofagie te starten, wat je hersenen een diepe schoonmaakboost geeft.

Strategieën voor de Lange Termijn: Naast caloriebeperking en lichaamsbeweging houden korte, regelmatige vasten die schoonmaakteams de hele tijd bezig.

Hoofdstuk 11: BDNF stimuleren: nieuwe hersencellen laten groeien

Waarom BDNF belangrijk is voor de gezondheid van de hersenen

Dit is een eiwit dat Brain-Derived Neurotrophic Factor wordt genoemd. Het wordt gevonden in je hersenen en zenuwstelsel. Het is een soort versterkt hersenmeststof en is verantwoordelijk voor:

De groei en ontwikkeling van hersencellen: Het proces waarbij nieuwe neuronen (hersencellen) worden aangemaakt, wordt neurogenese genoemd en BDNF helpt dit te laten gebeuren. Er worden altijd hersencellen aangemaakt, zelfs als we volwassen zijn. BDNF helpt cellen groeien!

Verbindingen sterker maken: BDNF maakt synapsen sterker. Dit zijn de plaatsen waar hersencellen met elkaar communiceren. Sterkere synapsen helpen je om beter en sneller te denken en te onthouden. Ze helpen je ook om effectiever te leren.

Veiligheid en herstel: BDNF beschermt je zenuwen tegen schade veroorzaakt door stress, gifstoffen en normale slijtage die gepaard gaat met het ouder worden. Het is een verdedigingsmechanisme dat in je hersenen is ingebouwd.

Waarom je geïnteresseerd zou moeten zijn in je BDNF-waarden

Meer BDNF wordt in verband gebracht met een heleboel grote voordelen voor de hersenen, waaronder:

• Beter geheugen: BDNF is vooral belangrijk in de hippocampus, het geheugencentrum van je hersenen. Het is mogelijk dat het verhogen van de BDNF je kan helpen bij het maken, opslaan en terughalen van herinneringen.

• Stemmingsbooster: Angst en verdriet worden in verband gebracht met een laag BDNF. Het verhogen ervan werkt als een natuurlijk kalmerend middel, helpt je stemming onder controle te houden en maakt je emotioneel sterker.

• Bescherming tegen achteruitgang: Onderzoek toont aan dat BDNF het risico op neurodegeneratieve ziekten zoals Parkinson en Alzheimer kan helpen verlagen.

• Beter leren: BDNF maakt hersencellen flexibeler, een proces dat neuroplasticiteit wordt genoemd. Dit helpt je om nieuwe dingen sneller te leren, ze beter te onthouden en er sneller goed in te worden.

Wat verandert je BDNF-waarden?

Sommigen van jullie kunnen de hoeveelheid BDNF die je hersenen aanmaken veranderen, wat best cool is. Dit zijn de dingen die helpen en dingen die in de weg staan:

BDNF-boosters:

Vasten: Ja, vasten verhoogt BDNF. Dit kan een van de belangrijkste manieren zijn waarop het je hersenen helpt!

Beweging: Regelmatige lichaamsbeweging, vooral cardio, verhoogt BDNF, wat helpt verklaren waarom actief blijven goed is voor je hersenen.

Gezonde vetten: Vette vis, rijk aan omega-3, en andere soortgelijke voedingsmiddelen zijn goed voor de gezondheid van de hersenen, en het verhogen van BDNF kan daar een reden voor zijn.

Zonlicht: Vitamine D uit de zon kan je BDNF-waarden helpen.

BDNF-verlagers:

Langdurige stress: Omdat hoge cortisolwaarden BDNF blokkeren, is langdurige stress verschrikkelijk voor de gezondheid van je hersenen.

Ontsteking: Wanneer het lichaam als geheel ontstoken is, daalt het BDNF-gehalte in de hersenen.

Te weinig slaap: Te weinig slaap verlaagt je BDNF, waardoor je je slecht kunt voelen en hersenmist kunt krijgen.

Veel bewerkte voedingsmiddelen, suiker en ongezonde vetten eten vermindert de aanmaak van BDNF.

Gedachte voor de dag: Je kunt je hersenkracht versterken

Je hebt veel kracht als je weet dat je je BDNF-niveaus kunt veranderen! Elke goede keuze die je maakt is alsof je geld stort in een sterker, veerkrachtiger brein. Je bouwt van binnenuit een beter brein.

BDNF en vasten: een krachtig duo

Onderzoekers hebben ontdekt dat vasten het BDNF-niveau aanzienlijk kan verhogen. Dat is om de volgende redenen geweldig:

• **Geheugen en focus:** De stijging van BDNF kan verklaren waarom veel mensen zeggen dat ze een beter geheugen en betere focus hebben tijdens of na het vasten.

• **Anti-verouderingsschild:** Omdat vasten BDNF verhoogt, kan het je hersenen een extra verdedigingslaag geven tegen cognitief verlies dat gepaard gaat met ouder worden.

• **Een langetermijnplan:** Vasten kan het BDNF-niveau in de loop van de tijd verhogen als het wordt gedaan in combinatie met andere gezonde gewoontes, wat langdurige effecten voor de hersenen zal hebben.

De beste resultaten behalen: naast vasten

Haal het meeste uit die BDNF boost door deze technieken te gebruiken in combinatie met vasten:

• **Mindful bewegen:** Als je voor, tijdens of na je vasten traint, maak je misschien nog meer BDNF aan.

• **Hersenversterkend voedsel:** Omega-3-vetzuren, bladgroenten en felgekleurde groenten kunnen je lichaam helpen meer BDNF aan te maken.

• **Omgaan met stress:** Omdat stress het BDNF-niveau verlaagt, moet je tijd vrijmaken voor gezonde manieren om te ontspannen, zoals meditatie of tijd doorbrengen in de natuur.

Ben je klaar om meer te leren?

Hoe vasten de productie van BDNF verhoogt

Vergeet niet dat BDNF is als supervoeding voor je hersenen. Het beschermt je hersencellen tegen beschadiging, laat nieuwe groeien en verbetert de cellen die je al hebt. Het is verbazingwekkend dat vasten lijkt te werken als een natuurlijke schakelaar die je lichaam beter maakt in het aanmaken van BDNF!

Wanneer je vast, stijgt je BDNF-niveau. Laten we eens kijken naar de wetenschap achter hoe niet eten leidt tot hersengewin:

• **Energieverschuivingen waarnemen:** Wanneer je vast, merken je cellen dat de beschikbare hoeveelheid energie verandert. Dit zet een reeks signalen in gang die je lichaam vertellen om in een modus te gaan die zichzelf beschermt en herstelt.

• **BDNF komt te hulp:** Het verhogen van de productie van BDNF is een belangrijk onderdeel van deze beschermende reactie. Je kunt het zien alsof je hersenen sterker worden als er niet genoeg voedsel is.

• **Cellulaire "reorganisatie":** De BDNF-boost helpt bij de neurogenese (de groei van nieuwe neuronen) en maakt de verbindingen tussen reeds bestaande hersencellen sterker. Het is gewoon je brein dat aan de dingen went en beter gaat werken!

• **Voordelen die aanhouden:** Studies tonen aan dat de stijging van BDNF die optreedt tijdens het vasten kan aanhouden, zelfs nadat je weer begint te eten. Dit zou kunnen betekenen dat je je hersenen op de lange termijn blijft ondersteunen.

Houd het bewijs in de gaten: wat het onderzoek zegt

Veel onderzoek wordt gedaan op dieren, maar de bevindingen zijn veelbelovend:

• **Onderzoek bij dieren:** Studies op dieren tonen regelmatig aan dat verschillende vastenplannen de BDNF-waarden in de hersenen verhogen, vooral in belangrijke delen zoals de hippocampus.

• **Vroeg onderzoek bij mensen:** Vroege studies tonen aan dat vasten ook de BDNF-niveaus bij mensen kan verhogen, wat de hersenfunctie en de stabiliteit van het humeur kan verbeteren.

Waarom dit belangrijk is: Hersenvoordelen in de echte wereld

Als we hogere hoeveelheden BDNF omzetten naar de praktijk, kan dit het volgende voor jou betekenen:

• **Scherper denken:** Hogere niveaus van BDNF kunnen een reden zijn waarom vasten mensen meer gefocust maakt, hun geest sneller laat werken en hun algemene cognitieve vaardigheden verbetert.

• **Beter geheugen:** Omdat BDNF belangrijk is voor de hippocampus (je geheugencentrum), kan vasten helpen met zowel het korte- als het langetermijngeheugen.

• **Stemmingsverbeteraar:** Een tekort aan BDNF is in verband gebracht met depressie in studies. Het BDNF-verhogende effect van vasten kan helpen het humeur en de mentale kracht te verbeteren.

• **Verdediging op lange termijn:** Door de productie van BDNF te verhogen, kan vasten helpen beschermen tegen een deel van het cognitief verlies dat gepaard gaat met ouder worden en kan het ook helpen de hersenen langer gezond te houden.

Motivatiehoekje: Je maakt je hersenen beter!

Wanneer je een vastenvolbrengt, doe je meer dan alleen calorieën verbranden. Je stimuleert je hersenen om te veranderen en te groeien! Die honger krijgt een hele nieuwe betekenis nu je dit weet, toch?

Een vastenperiode is geen wondermiddel. Onthoud dat BDNF slechts één stukje van de hersenpuzzel is. Zo haal je er het meeste uit:

• **Consistentie is de sleutel:** Regelmatig vasten, ook al is het maar voor korte tijd, helpt je BDNF-waarden hoog te houden.

• **Het vergt een team:** Wanneer je vasten combineert met andere gewoontes die BDNF verhogen, zoals beweging, slaap en een hersengezond dieet vol omega-3-vetzuren en bladgroenten, zijn de effecten sterker.

• **Zorg voor je stress:** Langdurige stress kan al het goede werk dat BDNF doet tenietdoen. Het beheersen van je stress moet een topprioriteit zijn, vooral als je aan het vasten bent.

Wat de BDNF betekent

Het is meer dan alleen een onderzoeksinteresse dat vasten en BDNF met elkaar verbonden zijn. Het is heel krachtig om jezelf eraan te herinneren dat je een verrassende hoeveelheid controle hebt over de gezondheid van je hersenen. Het is bemoedigend om te weten dat je actief die hersenkracht kunt opbouwen die je hersenfunctie beschermt en verbetert!

Neuroplasticiteit: Ervoor zorgen dat je hersenen kunnen veranderen

Wetenschappers dachten vroeger dat de hersengroei in de kindertijd een piek bereikte en daarna langzaam afnam naarmate mensen ouder werden. Er veranderde echter veel toen neuroplasticiteit werd ontdekt. Het blijkt dat je hersenen veel flexibeler zijn dan we dachten. Ze kunnen van vorm en functie veranderen op basis van wat je doet, zelfs als je ouder wordt.

Neuroplasticiteit: Hoe je hersenen veranderen en groeien

Hoe het werkt:

Netwerken herbedraden: Als je een nieuwe vaardigheid leert, een nieuwe ervaring beleeft, of een slechte gewoonte afleert, bouwt je brein nieuwe verbindingen tussen neuronen en versterkt het oude. Het is een beetje alsof je nieuwe wegen en rijstroken voor het verkeer in je hersenen toevoegt.

"Use It or Lose It": Hersenverbindingen die je niet vaak gebruikt worden verbroken. Door dit constant herbouwen wordt je brein efficiënter en kan het focussen op wat je regelmatig doet.

Neuronen die samen vuren, verbinden zich: Oefen je een nieuwe vaardigheid of vuren je hersencellen herhaaldelijk gecoördineerd, dan worden de verbindingen daartussen sterker. Dit optimaliseert de netwerken.

Waarom neuroplasticiteit zo belangrijk is!

De gedachte dat je hersenen veranderen als jij verandert, verandert ook de betekenis van leren gedurende je leven. Neuroplasticiteit verandert alles omdat:

Ongeacht je leeftijd kunnen je hersenen nieuwe dingen leren en ontwikkelen op wat je al weet. Denk niet dat je niets nieuws kunt leren! Het kan gewoon wat meer oefening vergen.

Bescherming en veerkracht: Neuroplasticiteit geeft je brein de mogelijkheid zich aan te passen en om te gaan met veranderingen, zelfs als die stressvol zijn. Een flexibel brein kan problemen beter aan.

Herstel na een beroerte of hersenletsel: Neuroplasticiteit laat mensen verloren functies terugwinnen na een beroerte of hersenletsel. Hersenen leren nieuwe manieren om die functies weer uit te voeren.

Cognitieve duurzaamheid: Je hersenen gebruiken en neuroplasticiteit bevorderen kan je beschermen tegen cognitieve achteruitgang bij ouderdom, en je geest langer scherp houden.

Neuroplasticiteit nuttig gebruiken

Gelukkig hoef je niet lijdzaam af te wachten. Je kunt actief je neuroplasticiteit verbeteren door de juiste stappen te ondernemen!

Verlaat je comfortzone: Doorbreek routines! Volg een dansles, leer een nieuwe taal, bespeel een instrument, of reis naar onbekende bestemmingen. Het gaat erom je hersenen nieuwe ervaringen te geven die groei bevorderen.

Leer gericht: Gerichte oefening op een vaardigheid verbetert hersenverbindingen meer dan multitasking. Leg die afleidingen weg als je aan het leren bent!

Mentale trainingen: Puzzels, hersengames, en geheugenspellen zijn als doelgerichte krachttraining voor bepaalde hersenvaardigheden.

Vasten voor focus: Vasten kan neuroplasticiteit bevorderen omdat het denk- en concentratievermogen vergroot.

Motivatiehoekje: Het is geen sprint! Je neuroplasticiteit verbeteren maakt je niet snel slimmer. Het doel is om je geest constant geïnteresseerd, ontvankelijk, en flexibel te houden. Elke keer als je je comfortzone verlaat of iets nieuws leert, bouw je een brein dat klaar is voor alle uitdagingen die het leven op je afvuurt.

Neuroplasticiteit en BDNF: Een Dynamisch Duo

Weet je nog dat brein-boostende wondermiddel BDNF? Cruciaal voor het leren!

Een basis voor groei: BDNF stimuleert de vorming van nieuwe neuronen en versterkt verbindingen tussen bestaande cellen. Je zou het kunnen zien als het creëren van de perfecte omstandigheden voor neuroplastische verandering.

Vasten voedt het vuur: Omdat vasten het BDNF-niveau verhoogt, kan het je hersenen flexibeler maken en zo haal je meer uit nieuwe ervaringen en uitdagende leerkansen.

De Neuroplastische Leefstijl

Om neuroplasticiteit te integreren in je dagelijkse leven, kun je dit doen:

Zie uitdagingen tegemoet: Beschouw problemen en mislukkingen als kansen om te leren en te groeien. Zie die moeilijke momenten als spannende mogelijkheden voor je hersenen om zich te ontwikkelen.

Vier de kleine overwinningen: Herinnerde je je de naam van een nieuw iemand? Leerde je een lastige danspas? Vier je kleine successen; ze houden je gemotiveerd en laten je hersenen zien dat die flexibiliteit het waard is.

Gun jezelf tijd en wees lief: Je hersenen herbedraden gebeurt niet snel. Frustraties af en toe zijn normaal! Geniet niet alleen van het einddoel, maar ook van het leerproces zelf.

Klaar om de uitdaging van levenslang leren en een superflexibel brein aan te gaan? Vergeet niet: de reis is zelf een fantastische hersentraining met effecten die jarenlang doorwerken!

Hoofdstuk 12: Je vasten voeden

Macro's zijn belangrijk: waarop moet je je richten op eetdagen

Onthoud dat wat je eet tijdens je eetvensters een grote invloed heeft op je algehele gezondheid. Je vastenperiodes werken krachtig, maar ze werken het beste in combinatie met verstandig eten op je niet-vastendagen.

Wat doen macro's? "Macro's" is een afkorting voor "macronutriënten", de drie belangrijkste voedingsstoffen die je lichaam in grote hoeveelheden nodig heeft:

Eiwitten: Dit zijn de bouwstenen van cellen, spieren, enzymen en meer. Zie ze als de bouwstenen voor een gezond lichaam.

Koolhydraten: Je belangrijkste energiebron. Maar niet alle koolhydraten zijn hetzelfde! Binnenkort zullen we de belangrijke verschillen bespreken.

Vetten: Gezonde vetten zijn essentieel voor de hormoonproductie, celgezondheid, hersenfunctie en zelfs energie, als je vet-aangepast bent.

Waarom macro's belangrijk zijn wanneer je vast

De juiste macromix kiezen voor je eetdagen is om verschillende redenen belangrijk, waaronder:

Het meeste uit vasten halen: Wat je eet, kan de positieve celveranderingen die vasten teweegbrengt versterken of juist verzwakken.

Spieren behouden: Voldoende eiwitinname tijdens het vasten is belangrijk voor de opbouw en het behoud van spiermassa, wat je stofwisseling en algehele gezondheid ten goede komt.

Honger en energie managen: Gezonde macro's helpen bij een stabiele bloedsuikerspiegel, waardoor energiecrashes en extreme honger die je vasten kunnen ondermijnen worden voorkomen.

Je algehele gezondheid optimaliseren: Macro's beïnvloeden je hersenfunctie, energieniveau en zelfs je gemoedstoestand. De juiste balans kan helpen je op den duur optimaal te voelen.

Eiwitten Prioriteren: Je Beste Vriend bij het Vasten

Eiwitten zouden altijd je belangrijkste focus moeten zijn, vooral wanneer je vast. Hier is waarom:

Spieropbouwer: Eiwitten leveren je lichaam de aminozuren die het nodig heeft om spierweefsel op te bouwen en te herstellen. Dit is cruciaal om spierverlies tijdens het vasten te voorkomen.

Verzadigingssignaal: Eiwitten verhogen het verzadigingsgevoel en helpen je honger te beheersen tijdens het vasten.

Metabolische Boost: Eiwitten helpen een gezonde stofwisseling te behouden omdat ze meer calorieën verbranden dan koolhydraten of vetten.

Bloedsuikerspiegelstabilisator: Eiwitten vertragen de opname van koolhydraten, waardoor snelle pieken en dalen in je bloedsuiker, die je energieniveau ondermijnen, worden voorkomen.

Probeer bij het breken van je vasten bij elke maaltijd hoogwaardige eiwitten te eten. Enkele goede opties zijn eieren, vis, kip, bonen, linzen, Griekse yoghurt, noten, tofu, enz.

Wees slim met je koolhydraten

Koolhydraten leveren energie, maar het type koolhydraat dat je eet is cruciaal:

Focus op complexe koolhydraten: Peulvruchten, bonen, volle granen en groenten bieden duurzame energie, vezels en belangrijke voedingsstoffen. Vermijd geraffineerde koolhydraten zoals witbrood, zoetigheden en andere voedingsmiddelen die bloedsuikerspieken veroorzaken.

De kracht van vezels: Vezelrijke koolhydraten vertragen de vertering, verhogen het verzadigingsgevoel en dragen bij aan een gezonde darmflora, wat allemaal indirect je hersenen en gemoedstoestand ten goede komt!

Let op je koolhydraatinname: Als je gewicht wilt verliezen of insulineresistent bent, let dan op je koolhydraatinname. Maar het is niet nodig om ze volledig te elimineren, vooral niet de gezonde groenten!

Wees niet bang voor gezonde vetten.

Ze zijn noodzakelijk voor een goed functionerend brein en lichaam tijdens het vasten.

• Verhoogt het verzadigingsgevoel: Vetten geven je een vol gevoel, waardoor je minder last hebt van hongergevoelens die ontstaan als je een tijdje niet eet.

• Brandstof voor de hersenen: Gezonde vetten zijn geweldig voor je hersenen. Eet voor een brain boost noten, zaden, avocado's, olijfolie, vette vis en olijven. • Energiebron: Gezonde vetten geven je langdurige energie tijdens het vasten als je lichaam "vet-aangepast" is, wat betekent dat het efficiënt vet verbrandt voor brandstof.

• Versterkt de smaak: Vetten laten gezonde, volwaardige voedingsmiddelen heerlijk smaken en vullen je, wat belangrijk is voor de gezondheid op lange termijn.

Het draait allemaal om balans, zegt de motivatiehoek. Het vergt wat afstemming en zelfbewustzijn om de juiste macro-splitsing voor jou te vinden. Hier lees je hoe je een aangepast plan kunt maken waarmee je je het beste voelt en het meeste uit het vasten haalt:

• Let op je lichaam. Merk op hoe je je voelt na het eten van maaltijden met veel koolhydraten versus maaltijden met veel eiwitten. Let op hoe je energie verandert wanneer je verschillende dingen eet.

• Volgen en aanpassen: Houd een paar weken lang je macro's bij met een voedseldagboek of -journaal. Verander je balans op basis van hoe je je voelt, hoe lang je een houding kunt volhouden, en wat er gebeurt.

• Focus op volwaardige voeding: Ongeacht je ideale macro-splitsing is het eten van volwaardige, onbewerkte voeding altijd de beste manier om gezond te zijn en succesvol te zijn bij het vasten.

Voorbeelden van maaltijden die u helpen bij het vasten

Ideeën nodig? Hier zijn een paar maatideeën die je helpen je doelen te bereiken:

• Voor een eiwitrijk ontbijt, probeer roerei met spinazie en feta, havermout met noten en bessen, of een groene smoothie met eiwitten.

• Gezonde lunch: een grote salade met gegrilde kip, tonijn en volkorenbrood, of linzensoep met groenten als bijgerecht.

• Vullend diner: zalm met geroosterde groenten, een kom rijst en zwarte bonen, of een roerbakschotel van groenten met tofu. Het is geen vrijbrief om te vasten.

Je lichaam gehydrateerd houden en je elektrolyten in balans houden

Voedsel is niet het enige dat ons in leven houdt. Ervoor zorgen dat je voldoende water en elektrolyten binnenkrijgt, maakt een ENORM verschil in hoe je je voelt tijdens je eetmomenten en tijdens het vasten. Laten we het hebben over waarom deze zo belangrijk zijn voor je gezondheid en je vastenvermogen.

Waarom gehydrateerd blijven een must is Ongeveer 60% van je lichaam is water, wat belangrijk is voor veel dingen! Waarom het belangrijk is om gehydrateerd te blijven:

• Energie en focus: Zelfs als je een beetje uitgedroogd bent kun je je hersenmist voelen, moe zijn en hoofdpijn krijgen, wat allemaal slecht is voor een vastenperiode!

• Reiniging van cellen: Water helpt gifstoffen en afvalstoffen weg te spoelen, wat de natuurlijke reinigingsprocessen van het lichaam ondersteunt die plaatsvinden wanneer je vast.

• Omgaan met honger: Wat je denkt dat honger is, is eigenlijk dorst. Blijf water drinken om trek en hongergevoel te voorkomen.

• Gezonde stofwisseling: Goed gehydrateerd blijven is belangrijk voor het goed functioneren van alle lichaamssystemen, inclusief je stofwisseling.

De Link Tussen Elektrolyten Elektrolyten zijn chemicaliën die je lichaam nodig heeft en die een elektrische lading hebben. Ze zijn erg belangrijk voor:

Vochtbalans: Elektrolyten, zoals natrium en kalium, helpen bij het regelen van de manier waarop vocht zich door je lichaam verplaatst, wat van invloed is op hoe gehydrateerd je bent.

Spierfunctie: Elektrolyten zijn nodig voor spierbewegingen en je hartslag. Als je niet de juiste balans hebt, kan dit leiden tot krampen, zwakte en zelfs hartritmeproblemen.

Zenuwsignalering: Elektrolyten helpen je zenuwstelsel om informatie te verzenden. Enkele van de dingen die je zenuwstelsel doet, zijn je spieren bewegen en helder denken.

Dit komt doordat je bij vasten normaal gesproken meer elektrolyten verliest via de urine. Om vermoeidheid, verwardheid en andere vervelende symptomen te voorkomen, is het belangrijk om ze op peil te houden.

Belangrijke Elektrolyten om op te Letten

Om tijdens het vasten in balans te blijven, let je op:

Natrium: De meeste mensen eten dagelijks te veel natrium, maar het is gemakkelijk om te weinig natrium binnen te krijgen als je vast. Het is erg belangrijk voor zenuw- en spieractiviteit en de vochtbalans.

Kalium: Zorgt ervoor dat je spieren goed bewegen en regelt je hartslag. Kaliumspiegels kunnen dalen als je vast, waardoor je je zwak en moe kunt voelen.

Magnesium: Magnesium is nodig voor een groot aantal lichaamsfuncties, zoals het aanmaken van energie, het stabiel houden van de bloedsuikerspiegel en het reageren op stress. Een tekort aan magnesium kan hoofdpijn tijdens het vasten verergeren!

Hoe Blijf Je Gehydrateerd EN Haal Je het Meeste Uit Je Elektrolyten Ben je klaar om ervoor te zorgen dat je lichaam alles heeft wat het nodig heeft om te groeien en gezond te blijven? Zo doe je dat:

Drink Slim: Water is het beste wat je kunt doen om je te helpen tijdens het vasten! Streef naar twee tot drie liter per dag. Als je genoeg hebt van gewoon water, kun je het lekkerder maken door komkommer, muntblaadjes of een beetje citroen toe te voegen.

Kruidenhulp: Kruidentheeën zonder cafeïne houden je op natuurlijke wijze gehydrateerd en geven je een extra boost van plantaardige stoffen die goed zijn voor je gezondheid.

Elektrolytenaanvulling: Bottenbouillon, kokoswater of water met extra elektrolyten kunnen je lichaam helpen weer in balans te komen tijdens langere vastenperiodes.

"Zoute" Oplossingen: Het toevoegen van een snufje Himalayazout of zeezout van hoge kwaliteit aan je water kan je helpen de nodige hoeveelheid natrium binnen te krijgen tijdens langdurig vasten.

Eten is Belangrijk: Kies op dagen dat je eet voedingsmiddelen die veel kalium bevatten, zoals bananen, avocado's, spinazie en zoete aardappelen.

Inspirerende Gedachte: Het Gaat Erom de Beste Versie van Jezelf te Zijn!

Mensen die vasten ervaren vaak hoofdpijn, spierkrampen en verwardheid, allemaal tekenen van uitdroging of een onbalans in elektrolyten. Door elektrolyten en hydratatie centraal te stellen, geef je jezelf de kracht om verfrist en gefocust te blijven en nog meer van het proces te genieten.

Let op je lichaam. Je eigen wensen kunnen anders zijn. Maak de juiste keuze door als volgt te werk te gaan:

Activiteit is Alles: Als je hard traint of veel zweet, heb je waarschijnlijk meer elektrolyten nodig om te vervangen wat je verloren bent.

Forceer Niets: Te veel water drinken kan ook slecht zijn. Volg je dorst; kleine slokjes nemen is beter dan in één keer veel drinken.

Merk het Verschil: Vergelijk hoe je je voelt wanneer je voldoende water en mineralen binnenkrijgt met hoe je je voelt wanneer dat niet zo is. Het zal gemakkelijk zijn om het verschil te zien!

Speciale dingen om over na te denken

• **Langere vasten:** Als je langer dan 24 uur zonder voedsel gaat, moet je extra aandacht besteden aan het vervangen van je elektrolyten om negatieve effecten te voorkomen.

• **Medische aandoeningen:** Als je problemen hebt met je nieren, hart of andere delen van je lichaam, moet je altijd met je arts overleggen over hydratatie en voldoende vochtinname tijdens het vasten.

Water en elektrolyten zijn niet alleen voor je welzijn tijdens het vasten; ze zijn ook erg goed voor je gezondheid op de lange termijn. Wanneer je water drinkt of voedingsmiddelen eet die rijk zijn aan elektrolyten, geef je je lichaam wat het nodig heeft om optimaal te functioneren, van binnen en van buiten.

Sterren van "Hersenvoedsel" om op te nemen

Voedsel is meer dan alleen calorieën. Sommige voedingsstoffen zijn als raketbrandstof voor je hersenen, beschermen je hersencellen, verbeteren je humeur en versterken je geheugen. Door deze voedingsmiddelen zorgvuldig op te nemen, haal je niet alleen het meeste uit je eetdagen, maar ook uit je vasten.

Groep 1: Omega-3 krachtpatsers Omega-3 vetzuren zijn belangrijk voor je hersenen. Sommige studies tonen aan dat deze zuren kunnen helpen bij het geheugen, de cognitieve functie en zelfs het risico op cognitieve achteruitgang die gepaard gaat met het ouder worden, kunnen verminderen.

• Enkele van de beste bronnen zijn: zalm, sardines, makreel, walnoten, lijnzaad en chiazaad.

• Slimme manieren om een boost te geven: Strooi een paar noten en zaden over havermout, soepen of salades. Maal wat lijnzaad en voeg het toe aan yoghurt voor extra omega-3 vetzuren.

Groep 2: Felgekleurde antioxidanten

Stress kan cellen in onze hersenen beschadigen. Antioxidanten helpen cellen te beschermen! Eet veel kleurrijke groenten en fruit om een sterke dosis van deze antioxidanten binnen te krijgen.

• Bessenkracht: Bessen zoals blauwe bessen, frambozen en andere zijn vol met sterke antioxidanten. Eet ze als tussendoortje, meng ze 's ochtends door je yoghurt of maak er smoothies van.

• Een verscheidenheid aan groenten: Eet voor een breed scala aan vitamines die goed zijn voor je hersenen, broccoli, paprika, wortelen en bladgroenten zoals spinazie en boerenkool.

• Kruid het: Kurkuma en gember, naast andere kruiden en specerijen, zijn ook zeer heilzaam vanwege hun sterke antioxidanten en ontstekingsremmende werking.

Groep 3: Proteïne Kracht

We hebben al gesproken over het belang van eiwitten voor het vasten, maar laten we dieper ingaan op hersenvriendelijke voedingsmiddelen. Onze hersenen hebben aminozuren nodig, die in eiwitten zitten, om neurotransmitters te maken. Dit zijn chemicaliën die onze stemming, focus en denkvermogen beïnvloeden.

• Kies voor magere voedingsmiddelen zoals vis, kip, bonen, linzen en tofu voor goede aminozuurprofielen en langdurige energie.

• Omega-3 Combo: Vette vis is geweldig omdat het zowel magere eiwitten als die belangrijke omega-3 vetzuren bevat.

Groep 4: Darm-Brein Verbinding

Er is een sterke link tussen darmgezondheid en hersengezondheid. Hier is hoe je voor beide kunt zorgen:

• Gefermenteerde voedingsmiddelen: Laag-suiker yoghurt met levende actieve culturen, zuurkool of kimchi kunnen helpen om je darmbacteriën gezond te houden, wat een effect kan hebben op je hersenfunctie en geluk.

• Prebiotische kracht: Voedingsmiddelen zoals bananen, uien, knoflook en volle granen zijn prebiotisch en voeden de "goede" bacteriën in je darmen.

Groep 5: Goede vetten voor je

Ja, goede vetten zijn belangrijk tijdens je eetperiodes, zelfs als je aan het vasten bent!

• Avocado's: Deze romige lekkernijen zitten vol met gezonde vetten en vezels, die helpen je bloedsuiker stabiel te houden en je langdurige energie geven. Dit is belangrijk om gefocust te blijven.

• Noten en zaden: Gemakkelijk mee te nemen, vullend en vol met hersenstimulerende voedingsstoffen zoals omega-3 vetzuren en vitamine E.

• Olijfolie: Een smaakvol vet dat ontstekingen helpt verminderen en dat je aan salades kunt toevoegen of over gekookte groenten kunt sprenkelen.

Motivatiehoek: Het draait om het maken van gezonde, smakelijke keuzes

Gezond eten voor je hersenen hoeft niet saai of moeilijk te zijn. Probeer nieuwe recepten, zoek naar seizoensgebonden voeding en wees creatief in de keuken. Hoe leuker je deze "hersenvoedsel" supersterren maakt, hoe groter de kans dat je ze een vast onderdeel van je leven maakt.

De kracht van vasten

Vergeet niet dat deze hersenvriendelijke voedingsmiddelen de voordelen van vasten kunnen versterken:

Cognitieve boost: Je hersenen de juiste voedingsstoffen geven kan je helpen met focussen, helder denken en het ervaren van de mogelijke neuroprotectieve voordelen van vasten.

Helpt bij bloedsuikerspiegel: Het eten van veel volwaardige voedingsmiddelen die rijk zijn aan vezels en magere eiwitten kan helpen je bloedsuikerspiegel onder controle te houden, waardoor zowel je vasten- als eetperiodes gemakkelijker te hanteren zijn.

Minder ontstekingen: Het eten van voedingsmiddelen met veel antioxidanten en weinig ontstekingsstoffen kan de voordelen van vasten nog versterken, wat goed is voor de gezondheid van je hersenen en je algehele welzijn.

Meer dan alleen het eten

Niet alleen het voedsel dat je eet, maar ook de manier waarop je leeft kan de voordelen van je "hersenvoedsel" vergroten:

Slaap: Te weinig slaap zal al je inspanningen om gezond te eten tenietdoen. Zorg ervoor dat je voldoende goede nachtrust krijgt om het meeste uit je brein te halen.

Omgaan met stress: Langdurige stress is slecht voor de hersenen. Mindfulness en ontspanningsmethoden kunnen helpen om goed te eten en gezond te blijven.

Beweging: Kom in beweging! Beweging is goed voor zowel lichaam als geest, omdat het de bloedcirculatie op gang houdt en de veroudering van de hersenen kan vertragen.

Zie je maaltijden als een kans om je hersenen de best mogelijke zorg te geven! Door te kiezen voor gezonde, volwaardige voeding verbeter je niet alleen je gezondheid, maar investeer je ook in een sterkere, veerkrachtigere geest die jarenlang meegaat.

Ben je klaar om je "wat moet ik eten?" momenten in smakelijke keuzes te veranderen die je vasten nog makkelijker vol te houden maken? Dit onderdeel gaat niet over diëten; in plaats daarvan gaat het om gemakkelijke, gezonde recepten en voorbeeldmaaltijdplannen die je eetmomenten aangenamer en goed voor je hersenen zullen maken.

Voorbeeldmaaltijdplannen en snelle, gezonde recepten

Vergeet niet dat er niet één manier is om de beste manier te vinden om tegelijk te eten en te vasten. Probeer nieuwe dingen en maak aanpassingen op basis van je behoeften en smaak!

Voorbeeld Maaltijdplan: 16:8 Tijdsbeperkt Eten

Ontbijt (Rond 10 uur): Havermout met bessen en notenboter: Volle havermout, gemengde bessen, notenboter naar keuze, een paar zaden en een snufje kaneel.

Lunch (Rond 14 uur): Krachtsalade met gegrilde kip: Basis van bladgroente, gegrilde kip, cherrytomaatjes, komkommers, in plakjes gesneden avocado, en een lichte vinaigrette dressing.

Diner (Rond 18 uur): Gebakken zalm met geroosterde groenten: Zalmfilet met kruiden, olijfolie, aangevuld met geroosterde zoete aardappelen, broccoli en bloemkool.

Snacks indien nodig: Handvol noten, naturel yoghurt met fruit, of een hardgekookt ei.

Voorbeeld Maaltijdplan: 20:4 OMAD

Het verbreken van het vasten (enige maaltijd van de dag):
Linzensoep, grote salade met gemengde groenten, olijven,
komkommer, tomaten, gegrilde kip of tofu, dressing met olijfolie
en balsamico-azijn. Kleine kom gemengd fruit met naturel yoghurt
als licht dessert.

Recept in de Spotlight: Eenvoudig, voedzaam en snel!

Hier zijn een paar makkelijke ideeën die de "hersenvoedsel"
supersterren prioriteren:

Recept #1: Smoothie boordevol antioxidanten Ingrediënten:
Spinazie, gemengde diepvriesbessen, naturel yoghurt, een schep
eiwitpoeder (optioneel), chia- of lijnzaad, water of ongezoete
amandelmelk. Instructies: Mix alles door elkaar, en pas de
vloeistof aan tot de gewenste consistentie. Dit is perfect voor een
snel en voedzaam ontbijt of een snack na het sporten.

Recept #2: Zalm en groenten uit de oven Ingrediënten:
Zalmfilet, broccoli, paprika, olijfolie, citroensap, kruiden (zoals
knoflook, paprika, zout en peper). Instructies: Groenten en zalm
op een bakplaat, besprenkel met olijfolie, citroen en kruiden.
Bakken op 200°C tot het gaar is. Makkelijk, minimale
schoonmaak, en barstensvol smaak!

Recept #3: Ei en groente Scramble Ingrediënten: Eieren, ui,
champignons, spinazie, olijfolie, kurkuma, zout en peper.
Instructies: Klop de eieren los. Fruit ui, champignons en spinazie
in een beetje olijfolie. Voeg losgeklopte eieren toe en bak tot ze

stevig zijn. Bestrooi met kurkuma voor een extra ontstekingsremmende boost.

Motivatiehoek: Het draait om duurzaam genieten

Dit zijn slechts uitgangspunten! Hier lees je hoe je dit leuk kunt maken en die gezonde gewoonten op lange termijn kunt ondersteunen:

Smaak is koning: Zoek eenvoudige recepten die kruiden gebruiken om lagen van heerlijkheid toe te voegen aan die basisproducten.

Batch Prep: Kook een grote hoeveelheid proteïne (kip, linzen, tofu, enz.) en bereid wat groenten voor in het weekend, zodat je gedurende de week gezonde maaltijdcomponenten klaar hebt om te pakken.

Wees niet bang voor diepvries en blik: Diepvriesgroenten zijn handig en net zo voedzaam als verse! Blikbonen en linzen zijn een voorraadkast-nietje voor gemakkelijk eiwit.

Omarm eenvoud: Op sommige dagen is een eenvoudig stuk fruit en een handvol noten prima. Maak gezond eten niet te ingewikkeld!

Aanvullende bronnen om je te inspireren

Hier kun je nog meer heerlijke ideeën ontdekken:

Websites: Zoek naar sites die zich richten op volwaardig voedsel, eenvoudige recepten en hersengezond eten. https://www.lowcarbmaven.com/contact/, https://www.dietdoctor.com/ zijn een goede plek om te beginnen.

Kookboeken: Investeer in een paar kookboeken die gericht zijn op gezond koken met volwaardig voedsel. Zoek naar opties die de nadruk leggen op de voedingsstoffen waar we het over hebben gehad voor de gezondheid van de hersenen.

Online communities: Word lid van social media-groepen of forums waar mensen hun gezonde vastentips, maaltijdvoorbereidingstips en recepten delen.

Een vriendelijke herinnering

Je eetperiodes zijn NIET bedoeld om al het goede werk van je vasten ongedaan te maken. Zie het in plaats daarvan als een manier om zowel je lichaam als je hersenen diepgaand te voeden, zodat je het maximale voordeel haalt uit die strategische periodes zonder voedsel.

Hoofdstuk 13: Problemen oplossen en gemotiveerd blijven

Veelvoorkomende bijwerkingen aanpakken (honger, hoofdpijn, enz.) Hoewel vasten erg heilzaam kan zijn, is het normaal om wat bijwerkingen te ervaren terwijl je lichaam eraan went. Het goede nieuws? Deze zijn meestal van korte duur en er zijn manieren om de impact ervan te verminderen of zelfs helemaal weg te nemen! Laten we enkele van de meest voorkomende bekijken en je de tools geven om ze met gemak aan te pakken.

Uitdaging #1: Omgaan met hongergevoel Het is volkomen normaal om honger te voelen, vooral in de beginfase van het vasten. Onthoud dat je lichaam gewend is aan regelmatige maaltijden! Hier is hoe je omgaat met die hongersignalen:

Blijf gehydrateerd: Vaak is wat we denken honger te zijn, gewoon dorst. Drink water of kruidenthee tijdens je vastenperiode.

Opzettelijke afleiding: Wanneer honger opkomt, doe iets wat je interesseert - zoals een wandeling maken, een vriend(in) bellen, of aan een leuk project werken. Meestal verdwijnen ze uit zichzelf.

Verander je mindset: Zie honger als een positief teken dat je lichaam vet begint te verbranden. Denk bij elke hongerprikkel aan hoe die vetreserves wegsmelten!

Eiwitkracht tijdens eetmomenten: Kies tijdens eetmomenten eerst voor eiwitrijk voedsel. Eiwit geeft een langer verzadigd gevoel.

Geleidelijke progressie: Naarmate je lichaam gewend raakt, worden hongergevoelens meestal minder intens. Begin met kortere vastenperiodes en bouw deze met de tijd op.

Uitdaging #2: Omgaan met hoofdpijn Hoofdpijn tijdens het vasten kan het gevolg zijn van schommelende bloedsuikerspiegels, elektrolytenproblemen, of onvoldoende hydratatie. Dit is wat je kan doen:

Zout kan helpen: Een snufje kwalitatief zeezout of Himalayazout toevoegen aan je water kan de vochtbalans ondersteunen en hoofdpijn verlichten.

Drink ruim voldoende water: Dehydratatie is een grote boosdoener! Let op je waterinname, vooral in het begin van je vastenperiode.

Luister naar je lichaam: Als hoofdpijn lang aanhoudt of zeer hevig is, eet een gezonde maaltijd en herstart de volgende dag. Rust en hydratatie zijn belangrijk.

Stabiliseert de bloedsuiker: Als de hoofdpijn optreedt in relatie tot dips in je bloedsuiker, kan een handje noten tijdens je eetmoment helpen om je bloedsuikerniveaus stabiel te houden.

Uitdaging #3: Weinig energie Velen voelen zich energieker tijdens het vasten, maar soms kan je een dipje ervaren. Probleemoplossing?

Eet je voldoende? Te weinig eten tijdens je eetvensters kan vermoeidheid veroorzaken. Eet volwaardig, gezond voedsel en wees niet bang van goede vetten!

Elektrolyten check: Als je een combinatie hebt van hoofdpijn en weinig energie, kunnen elektrolyten helpen. Bottenbouillon doet hier wonderen!

Tijdstip van de dag: Sommige mensen voelen zich energieker wanneer ze trainen tijdens hun vastenperiode. Experimenteer en kijk wat voor jou werkt.

Voldoende slaap: Te weinig slaap jaagt je energiepeil onderuit, of je vast of niet. Prioriteer rustgevende slaap voor optimale resultaten.

Uitdaging #4: Slaapproblemen

Op een vreemde manier kan vasten veel mensen helpen om beter te slapen, maar in het begin kan het hun slaapgewoonten juist verstoren.

• Timing is erg belangrijk. Eet niet te kort voor het slapengaan. Door een paar uur tussen je laatste maaltijd en het slapengaan te laten, kun je beter slapen.

• Kalmeer je geest: Doe iets ontspannends voor het slapengaan om je gedachten tot rust te brengen, zodat je makkelijker in slaap kunt vallen.

• Magnesium kan helpen: Magnesium kan je helpen kalmeren. Probeer voor het slapengaan een supplement te nemen of een bad met Epsomzout.

Andere mogelijke bijwerkingen en manieren om ze te verhelpen

Enkele andere kortdurende bijwerkingen die minder vaak voorkomen zijn een slechte adem, veranderingen in de spijsvertering, of prikkelbaarheid. Vaak verdwijnt een slechte adem vanzelf, maar je kunt het proces versnellen met suikervrije muntthee, je tanden poetsen en je tong schrapen. Als je maagpijn hebt, zorg er dan voor dat je je vasten verbreekt met voedsel dat gemakkelijk te verteren is. Als je je prikkelbaar voelt, bedenk dan dat het gewoon je lichaam is dat zich aanpast. Zorg goed voor jezelf door bijvoorbeeld natuurwandelingen te maken, licht te bewegen en te ontspannen op je favoriete manier.

Motivatiehoekje: Het wordt steeds makkelijker!

Het is belangrijk om te onthouden dat de meeste van deze bijwerkingen zullen verdwijnen naarmate je lichaam gewend raakt aan de nieuwe manier van eten. Wanneer je met succes vast, worden je hongergevoelens zwakker, blijft je energieniveau meestal hetzelfde en verandert je lichaam in een vetverbrandende machine! Neem je tijd en wees lief voor jezelf. Focus op de momenten waarop je je kalm, energiek en sterk voelt, omdat je weet dat je de controle hebt over je gezondheid en je leven.

Voordat je begint met een vastenplan, moet je altijd met je arts overleggen, vooral als je specifieke zorgen of gezondheidsproblemen hebt. Zij kunnen specifieke suggesties doen om ervoor te zorgen dat je veilig en succesvol vast.

Bedenk dat je misschien verschillende dingen moet proberen om het beste vastenritme voor JOUW lichaam te vinden. Geniet van het proces om jezelf beter te leren kennen, en gebruik deze mogelijke bijwerkingen als nuttige feedback om een vastenpraktijk te vinden die je kunt volhouden, waar je van geniet, en die werkt. De voordelen voor je geest en lichaam zijn de veranderingen in het begin waard!

Omgaan met inzinkingen en tegenslagen

Er zullen altijd plateaus en mislukkingen zijn op weg naar een doel. Het is hetzelfde voor jou als je vast! Het is belangrijk om te weten dat deze kortetermijnproblemen geen mislukkingen zijn, maar eerder kansen om te leren, je aan te passen, en er nog sterker uit te komen op je weg naar een betere gezondheid en een langer leven. Laten we die stops en starts één voor één aanpakken.

De weegschaal wil niet bewegen op het plateau. Het gebeurt vaak: je hebt een tijdje regelmatig gevast en bent misschien zelfs wat afgevallen in het begin, maar plotseling beweegt de weegschaal niet meer. Dit is wat er aan de hand is en hoe je er voorbij kunt komen:

• Spieren zijn belangrijk: Als je traint, bouw je misschien spieren op terwijl je vet verliest, waardoor het lijkt alsof je geen vooruitgang hebt geboekt op de weegschaal.

• Kijk niet alleen naar het getal: Vergeet niet dat vasten voor meer goed is dan alleen gewichtsverlies! Passen je kleren beter? Hoe voel je je? Houd je voortgang bij of schrijf in je dagboek hoe je je voelt!

• Het kost tijd om de lichaamssamenstelling te veranderen: Het is niet altijd gemakkelijk om vet in een rechte lijn te verliezen, vooral niet op probleemplekken. Vertrouw op het proces en geniet van de overwinningen die niet op een weegschaal te zien zijn.

• Verander dingen: Je lichaam verandert! Je zou een iets langere vastenperiode kunnen proberen, een andere eetperiode, of een heel ander soort vasten.

Tweede plateau-scenario: mentale en emotionele stagnatie

De plateaus kunnen soms meer van binnen zitten. Misschien is de oorspronkelijke stroom van energie en helder denken uitgeput en ben je in een stabielere toestand beland. Of je bent niet meer vooruitgegaan sinds je die eerste paar kilo's kwijt bent geraakt. Voor deze plateaus moet je op zoek naar een ander soort problemen:

Dieper graven: Breng je "waarom" weer in beeld. Wat heeft je doen besluiten om te gaan vasten? Moet je nieuwe doelen stellen om jezelf weer op gang te krijgen?

Het is geen wondermiddel om te vasten: Vasten is één hulpmiddel, maar het is wel erg krachtig. Zijn er andere gebieden (zoals slaap, stressbeheersing, enz.) die meer werk nodig hebben om de beste resultaten te krijgen?

Community Boost: Praat over je ervaringen met een steungroep, persoonlijk of op een internetforum. Horen over de problemen en successen van andere mensen kan je inspireren om het beter te doen.

Verfijnen, niet opgeven: Als je huidige vastenplan te rigide of onbevredigend aanvoelt, probeer dan verschillende methodes om een ritme te vinden waar je je aan kunt houden.

Tegenslagen: Wanneer dingen misgaan in het leven

Het leven gaat door, hoe toegewijd je ook bent! Ziekte, reizen, stressvolle gebeurtenissen of een volle sociale agenda kunnen je vastenplan allemaal tijdelijk in de war schoppen. Om op een gracieuze en krachtige manier met tegenslagen om te gaan, lees verder:

Vergeef jezelf: Je schuldig voelen of hard zijn voor jezelf is niet behulpzaam. Accepteer in plaats daarvan dat je een fout hebt gemaakt zonder je af te beulen en denk na over hoe je weer op het goede spoor kunt komen.

Houd het grotere plaatje in de gaten: Je inspanningen gaan niet verloren als je één dag, of zelfs een week, van het pad afraakt. Laat het niet uit de hand lopen, zodat je al je gezondheidsdoelen opgeeft.

Schakel langzaam over: Als je al lang aan het vasten bent, begin dan met kortere vastenperiodes die je vaker doet, om je lichaam de tijd te geven er weer aan te wennen.

Zoek uit wat er mis ging en leer ervan: Wat heeft je routine doorbroken? Als je dit weet, kun je plannen maken voor wanneer dit soort dingen weer gebeuren.

De Motivatiehoek: Op dit moment is dit gewoon een proces.

Stel je je vastenreis voor als een kronkelend pad met prachtige uitzichten, in plaats van een rechte snelweg waar elke kilometer hetzelfde is. Niet alle vooruitgang verloopt in rechte lijnen, en het hoeft ook niet altijd om perfect zijn te gaan. Het belangrijkste is dat je telkens weer voor die goede gewoontes kiest.

Werk aan veerkracht. Het gaat erom uit te zoeken wat het beste werkt voor JOUW lichaam, te beseffen dat zelfs korte periodes van vasten nuttig kunnen zijn, en te begrijpen dat elke gezonde keuze die je maakt, je toewijding aan je gezondheid sterker maakt.

Elke week zal anders zijn, en sommige weken zullen makkelijker zijn dan andere. Soms moet je een pauze nemen voordat je met hernieuwde energie weer aan de slag kunt. Dat alles maakt deel uit van het proces! Vergeet niet dat de schijnbaar alledaagse momenten waarop je ervoor kiest je lichaam en geest te voeden, zoals kiezen om te vasten, zelfs als je honger hebt, of met andere mensen, de momenten zijn die optellen tot een enorme, duurzame verandering.

Laat het bereiken van een piek je motiveren om nieuwe dingen te proberen en je methode te verbeteren. Accepteer tegenslagen als kansen om aardig te zijn voor jezelf, een belangrijke vaardigheid om op de lange termijn gemotiveerd te blijven.

Het allerbelangrijkste is dat je nooit vergeet hoe sterk en flexibel je geest en lichaam zijn. Zij zijn je partners op deze reis en kunnen met de juiste zorg meer dan je denkt.

Hoe u uw vastengemeenschap kunt vinden en een ondersteuningssysteem kunt opbouwen

Hoewel vasten veel geweldige potentiële voordelen heeft, is het belangrijk om te onthouden dat het ook enkele unieke sociale uitdagingen kan met zich meebrengen. Of het nu gaat om mensen die je proberen te helpen door je traktaties te geven, familiebijeenkomsten die om eten draaien, of gewoon het gevoel hebben dat je niet begrepen wordt, een ondersteuningssysteem kan het verschil maken in gemotiveerd blijven en deze versterkende praktijk op lange termijn volhouden.

Omgaan met sociale uitdagingen: het is niet alleen wilskracht

Eerlijk zijn, zelfs als je echt 'nee' wilt zeggen tegen die zoete traktatie of voor de honderdste keer je vastenplan uitleggen, kan moeilijk zijn. In dit geval is het benutten van de kracht van de groep zeer nuttig. Vergeet niet dat het niet alleen om inspanning gaat. Studies hebben aangetoond dat sociale ondersteuning het veel gemakkelijker maakt om je aan doelen te houden, om te gaan met stress (wat goed is voor vasten!), en je gewoon goed te voelen over de keuzes die we maken.

Denk aan de mensen in je leven waardoor je je levend, belangrijk en begrepen voelt.

Dit idee vertaalt zich ook naar je vastenpraktijk. In de buurt zijn van mensen die het "snappen" of actief naar dezelfde doelen werken als jij, kan je helpen sterk te blijven wanneer sociale druk je aan je vastberadenheid doet twijfelen.

Waar te zoeken om uw vastenploeg te vinden

Goed nieuws, je hoeft dit niet alleen te doen! Hier kun je mensen vinden die weten hoe het is om te vasten en je successen vieren:

Internetgroepen: Bekijk de vele websites, zoals Reddit, Facebook-groepen en zelfs apps die speciaal voor vasten zijn, waar mensen tips delen, elkaar helpen met problemen en elkaar aanmoedigen.

Meet-ups in jouw omgeving: Zoek uit of er vastengroepen in de buurt zijn. Ze organiseren misschien sociale vastenperiodes, fitnessactiviteiten tijdens het vasten, of gewoon een groep om potluck-maaltijden te delen na het vasten.

Familie, vrienden en collega's: Je zou verbaasd kunnen zijn! Praat over je vastenreis en bied ondersteuning aan. Anderen kunnen zich bij je aansluiten voor kortere vastenperiodes, terwijl anderen je grootste fans kunnen worden, zelfs als ze jouw voorbeeld niet volledig volgen.

Zorgverleners: Voeg indien relevant je arts of een voedingsdeskundige met kennis van vasten toe aan je ondersteuningsteam. Dit is vooral belangrijk als je al gezondheidsproblemen hebt of medicijnen gebruikt.

Waarop te letten: het belang van het juiste type ondersteuning

Niet alle ondersteuning is gelijk. Hier leest u hoe u een groep vindt die u echt een beter gevoel geeft:

Positiviteit en steun: Zoek groepen die zich richten op empowerment in plaats van kritiek of competitie. Vier al je overwinningen en prestaties, hoe groot of klein ook.

Kennis delen: Vind een groep waar mensen bereid zijn je te helpen die tijdelijke plateaus te doorstaan door je tips, ideeën voor het oplossen van problemen en motivatie te geven.

Past bij jouw doelen: Als afvallen je belangrijkste doel is, zoek dan een groep met hetzelfde hoofddoel. Als langlevendheid belangrijk voor je is, zoek dan mensen die hetzelfde voelen.

Voorbij motivatie: hoe gemeenschap je op onverwachte manieren kan helpen

Minder eenzaamheid: Weten dat andere mensen het "begrijpen", zorgt ervoor dat je je minder alleen voelt, vooral tijdens sociale evenementen die op eten zijn gericht.

Verantwoording: Als je een groep ondersteunende mensen vertelt over je doelen, is de kans groter dat je je aan die vastentijden houdt, zelfs als het moeilijk wordt.

Een breder perspectief: Het zien van de successen en mislukkingen van anderen geeft je een goede dosis realiteit en maakt je vastberadener.

Het plezier van mentorschap: Naarmate je meer ervaring opdoet, wordt het helpen van nieuwkomers en het doorgeven van de kennis je eigen kennis en toewijding sterker.

Opmerking: de juiste balans vinden tussen gemeenschap en persoonlijke drive

Gemeenschap is enorm nuttig, maar het is ook belangrijk om je eigen diepe "waarom" voor vasten te vinden en te leren op jezelf te vertrouwen. Het draait allemaal om een gezonde relatie met voedsel op de lange termijn, en jij hebt altijd de leiding over die reis! Raak niet afhankelijk van externe goedkeuring; gebruik in plaats daarvan je ondersteuningssysteem om je innerlijke motivatie te versterken.

Hoe vind je jouw vastengemeenschap en bouw je een ondersteuningssysteem op

Hoewel vasten veel geweldige potentiële voordelen heeft, is het belangrijk om te onthouden dat het ook enkele unieke sociale uitdagingen met zich mee kan brengen. Of het nu gaat om mensen die je proberen te helpen door je traktaties te geven, familiebijeenkomsten die om eten draaien, of gewoon het gevoel hebben dat je niet begrepen wordt, een ondersteuningssysteem kan het verschil maken in gemotiveerd blijven en deze krachtige praktijk voor de lange termijn volhouden.

Omgaan met sociale uitdagingen: het is niet alleen wilskracht

Eerlijk zijn, zelfs als je heel graag "nee" wilt zeggen tegen die zoete traktatie of voor de honderdste keer je vastenplan uitleggen, kan moeilijk zijn. In dit geval is het inzetten van de kracht van de groep zeer nuttig. Vergeet niet dat het niet alleen om inspanning gaat. Studies hebben aangetoond dat sociale steun het veel gemakkelijker maakt om je aan doelen te houden, om te gaan met stress (goed voor het vasten!) en je gewoon goed te voelen over de keuzes die we maken.

Denk aan de mensen in je leven waardoor je je levendig, belangrijk en begrepen voelt. Dit idee is ook van toepassing op je vastenpraktijk. In de buurt zijn van mensen die het "snappen" of actief werken aan dezelfde doelen als jij, kan je helpen sterk te blijven wanneer sociale druk je aan je vastberadenheid laat twijfelen.

Waar te zoeken om jouw vasten-crew te vinden Het goede nieuws is dat je dit niet alleen hoeft te doen! Hier kun je mensen vinden die weten hoe het is om te vasten en je successen vieren:

Internetgroepen: Bekijk de vele sites, zoals Reddit, Facebook-groepen en zelfs apps die speciaal voor vasten zijn, waar mensen tips delen, elkaar helpen met problemen en elkaar aanmoedigen.

Meet-ups in jouw omgeving: Kijk rond of er vastengroepen in de buurt zijn. Ze kunnen sociale vastenacties organiseren, fitnessactiviteiten tijdens het vasten, of gewoon een groep om potluck-maaltijden te delen na een vastenperiode.

Familie, vrienden en collega's: Je zou verbaasd kunnen zijn! Praat over je vastenreis en bied ondersteuning aan. Anderen kunnen zich bij je aansluiten voor kortere vastenperiodes, terwijl anderen je grootste fans worden, zelfs als ze jouw voorbeeld niet volledig volgen.

Zorgverleners: Als het zinvol is, voeg dan je arts of een voedingsdeskundige die bekend is met vasten toe aan je ondersteuningsteam. Dit is vooral belangrijk als je al gezondheidsproblemen hebt of medicijnen gebruikt.

Waar op te letten: het belang van de juiste soort ondersteuning

Niet alle ondersteuning is hetzelfde. Hier leest je hoe je een groep kunt vinden die je echt een beter gevoel geeft:

Positiviteit en steun: Zoek naar groepen die zich richten op empowerment in plaats van kritiek of competitie. Vier al je overwinningen en prestaties, hoe groot of klein ze ook zijn.

Kennis delen: Vind een groep waar mensen bereid zijn je te helpen voorbij die tijdelijke plateaus te komen door je tips, probleemoplossende ideeën en motivatie te bieden.

Past bij jouw doelen: Als gewichtsverlies je belangrijkste doel is, zoek dan een groep waar dat ook het hoofddoel is. Als een lang leven voor jou belangrijk is, zoek dan naar mensen die er hetzelfde over denken.

Voorbij motivatie: hoe een gemeenschap je op onverwachte manieren kan helpen

Minder eenzaamheid: Weten dat andere mensen het "snappen" zorgt ervoor dat je je minder alleen voelt, vooral tijdens sociale evenementen die om eten draaien.

Verantwoording: Als je een ondersteunende groep mensen op de hoogte brengt van je doelen, is de kans groter dat je je aan die vastenperiodes houdt, zelfs wanneer het moeilijk wordt.

Ruimer perspectief: Het zien van de successen en mislukkingen van anderen geeft je een flinke dosis realiteit en geeft je meer vastberadenheid.

Plezier van mentorschap: Naarmate je meer ervaring opdoet, wordt het helpen van nieuwkomers en *paying it forward* je eigen kennis en toewijding sterker.

Opmerking: de juiste balans vinden tussen gemeenschap en persoonlijke drive

Gemeenschap is enorm nuttig, maar het is ook belangrijk om je eigen diepe "waarom" voor vasten te vinden en te leren op jezelf te vertrouwen. Het draait allemaal om een duurzame, gezonde relatie met voedsel, en jij hebt altijd de leiding over die reis! Raak niet afhankelijk van externe goedkeuring, maar gebruik je ondersteuningssysteem om je innerlijke drive een boost te geven.

Motivatiehoek: verbinding en een gedeeld doel Het vinden van een vastengemeenschap draait vooral om het onthouden dat verbindingen maken met andere mensen de sleutel is tot zelfverbetering. We willen allemaal het gevoel hebben begrepen te worden, en het is zo krachtig om over je uitdagingen en successen te praten met mensen die hetzelfde doormaken.

Stel je voor dat je iemand hebt om mee te praten wanneer je je vasten vroegtijdig wilt verbreken, maar dat niet doet omdat zij je zullen herinneren aan waarom je bent begonnen. Stel je voor hoe inspirerend het zou zijn om iemand een lang vasten te zien voltooien dat jij ook probeert te doen, wetende dat jij het ook kunt.

Je gemeenschap is er om je eraan te blijven herinneren dat je niet alleen bent. Ze houden je gemotiveerd, geven je bruikbare tips en voegen een beetje extra vreugde toe aan deze transformerende reis. Dus ga je gang en gebruik je behoefte aan verbinding om je toewijding aan een gezonder, levendiger leven te versterken.

Chapter 14: Jouw vastenreis: er een levensstijl van maken

Luisteren naar je lichaam: Tekenen dat vasten werkt

Het draait niet alleen om het eindresultaat als je vast; het gaat ook om de reis die je onderweg verandert! Door te leren aandacht te hebben voor de kleine en minder subtiele signalen van je lichaam krijg je een beter begrip van hoe vasten voor JOU werkt. Deze positieve veranderingen kunnen zeer inspirerend werken, je toegewijd houden aan deze levensstijl en je laten zien hoe het je gezondheid en welzijn op de lange termijn kan verbeteren.

Merk op hoe de veranderingen die je in jezelf en anderen opmerkt, sterke aanwijzingen zijn dat je op de goede weg bent. Zie je lichaam als een slimme leraar terwijl je aan het vasten bent. Door goed te letten op dingen als helderder denken, uitgebalanceerde energie of kleine veranderingen in je stemming en eetlust, kun je jouw aanpak aanpassen om het meeste uit je vastenervaring te halen.

Een scherpere geest is een van de meest opwindende eerste tekenen die veel mensen opmerken. Je geest kan helderder en minder rommelig aanvoelen, waardoor je je beter kunt concentreren op lastige taken of een drukke werkdag doorkomt zonder de gebruikelijke afleiding door 'brain fog'. Een nieuw gevoel van stabiele energie is ook iets dat veel mensen ervaren. In plaats van de gebruikelijke bloedsuikerdalingen en hunkering naar een snelle oppepper, merk je misschien dat je energieniveau de hele dag hoger blijft. Dit kun je bijvoorbeeld merken als je beseft dat je niet zoveel koffie of suikerhoudende snacks meer nodig hebt om op gang te blijven.

Als we het over honger hebben, kan vasten je relatie met voedsel drastisch veranderen. Naarmate je lichaam overgaat in een staat waarin het efficiënt vet verbrandt, beginnen de intense verlangens naar suikerrijke of bewerkte snacks meestal te verdwijnen.

Je wordt je misschien ook meer bewust van wanneer je daadwerkelijk honger hebt. Dit maakt het makkelijker om onderscheid te maken tussen echte honger en gedachteloos eten, dat vaak ontstaat uit verveling of emotionele triggers.

Je stemming en gezondheid worden op grotere schaal beïnvloed door vasten. Hoewel het geen garantie is, melden veel mensen een toegenomen gevoel van kalmte, vrolijkheid en zelfs verminderde angst tijdens het vasten. Dit kan te maken hebben met een stabiele bloedsuikerspiegel en verminderde ontstekingen – die beide een grote impact kunnen hebben op je dagelijkse gemoedstoestand.

Dan zijn er nog uiterlijke veranderingen die meer goed nieuws bevestigen. Gewichtsverlies of vermindering van lichaamsvet is voor veel mensen een belangrijk doel. Op deze reis kan het zijn dat je veranderingen in je lichaamsbouw begint op te merken, zelfs al wil de weegschaal niet meewerken. Vasten kan ook gezondheidsklachten enorm verlichten! Het kan je huid zuiveren en je een gezondere gloed geven door het proces van autofagie te versnellen. Zie het als een cellulaire voorjaarsschoonmaak. Misschien ervaar je zelfs voordelen die je niet had verwacht, zoals minder last van een opgeblazen gevoel of een betere nachtrust, wat een enorme stap vooruit is voor zowel fysiek als mentaal herstel.

Notities & herinneringen: Geen perfectie, maar vooruitgang

Het is essentieel je te realiseren dat vasten voor iedereen anders uitpakt, en dat de tijd die het kost om deze voordelen te ervaren kan variëren. Focus op het vieren van je vooruitgang, zelfs als het een kleine overwinning is. Dit zal je nog verder motiveren! Laat je geest niet breken door kleine veranderingen of dagen waarop je je niet optimaal voelt. Ieders reis is uniek, maar het belangrijkste is om positief te blijven en de goede richting te blijven zien waar je in gaat.

Het bijhouden van je ervaringen kan een grote hulp zijn! De weegschaal en metingen geven je objectieve feiten, maar vergeet niet hoe nuttig een eenvoudig dagboek kan zijn. Notities maken over je energie, focus, stemming en eventuele veranderingen in je eetlust kan je helpen patronen te ontdekken en die geweldige interne veranderingen te versterken die gemakkelijk over het hoofd worden gezien als je je alleen focust op gewichtsverlies.

Het gaat niet alleen om het getal op de weegschaal; vasten gaat erom van binnenuit gezonder en vitaler te worden. Door aandacht te schenken aan je lichaam en deze echte tekenen van vooruitgang te vieren, is vasten niet slechts een tijdelijke oplossing, maar een echt krachtige levensstijlkeuze die je nog jarenlang zal dienen.

Voorbij de weegschaal: energie, mentale helderheid

Het is tijd om je niet langer blind te staren op de weegschaal! Ja, afvallen of je lichaam veranderen was misschien de eerste reden waarom je naar vasten keek. Maar de waarheid is dat deze techniek voordelen biedt die veel verder gaan dan alleen een getal. Door je te concentreren op de grote veranderingen die zich zullen voordoen in je mentale helderheid, energieniveau, humeur en algemeen welzijn, kun je je gezondheidsreis veel duurzamer en bevredigender maken.

Zie het als het toevoegen van nieuwe manieren om je voortgang bij te houden. De weegschaal geeft je een specifiek stukje informatie, maar het bijhouden van die minder voor de hand liggende (maar net zo belangrijke!) veranderingen is als het tekenen van een compleet beeld van hoe het vasten je leven heeft veranderd. Deze vergrote kennis geeft je een enorme motivatieboost en moedigt je aan om deze levensstijl voor een lange tijd vol te houden.

Dus, waar richt je je aandacht op? Begin met het vrijmaken van je geest. Is het gemakkelijk voor je om gefocust te blijven op je werk en niet afgeleid te raken? Ben je in staat om problemen sneller en met meer concentratie op te lossen? Naarmate je meer vast, zul je merken dat die momenten waarop je niet helder kunt denken minder vaak voorkomen.

Let vervolgens op hoeveel energie je hebt. Jij komt de dag door met minder vermoeidheid, waardoor je die extra kop koffie in de middag niet nodig hebt. Het bewust zijn van deze veranderingen in energie maakt het duidelijker waarom vasten je kan helpen om je dagelijks beter te voelen.

Vergeet ook niet de impact op je stemming! Veel mensen melden dat vasten ervoor zorgt dat ze zich rustiger voelen, beter bestand zijn tegen stress, en misschien zelfs minder angstig zijn. Gestabiliseerde bloedsuikerspiegel en minder ontstekingen zijn twee factoren die van invloed kunnen zijn op deze veranderingen. Beide hebben een grote invloed op hoe je je zowel fysiek als mentaal voelt.

Neem ook een kijkje naar je slaapkwaliteit en je relatie met eten. Kun je sneller in slaap vallen en voel je je echt uitgerust als je wakker wordt? Deze langere, herstellende slaap is enorm belangrijk voor zowel je fysieke als mentale gezondheid.

Wees ook alert op de momenten waarop je sterke verlangens naar zoetigheden, zoute snacks of willekeurig snacken beginnen te vervagen. Vasten helpt je een gezondere relatie met voedsel op te bouwen door je het verschil te laten herkennen tussen echte honger en emotionele of habituële eettriggers.

Het is belangrijk om in gedachten te houden dat de effecten van vasten zich niet altijd op vaste tijdstippen manifesteren. Progressie kan in golven komen. Sommigen kunnen meteen een plotselinge toename van mentale helderheid en grenzeloze energie ervaren, terwijl anderen veranderingen, zoals een vermindering van ontstekingen of een verandering in lichaamssamenstelling, over een langere periode zien.

Daarom is het zo belangrijk om een manier te vinden om deze betekenisvolle veranderingen bij te houden. Een eenvoudig notitieboekje kan je hier enorm bij helpen! Neem elke dag een paar minuten de tijd om alle positieve veranderingen die je opmerkt in je focus, energie, stemming, slaap en andere zaken op te schrijven.

Je zou je dag ook kunnen 'beoordelen' door jezelf een cijfer van 1 tot 10 te geven op basis van dingen als je algehele energie of hoe goed je emoties in balans zijn. Na een tijdje ga je patronen herkennen.

Voelde je je bijvoorbeeld extra alert na een 20-uurs vasten? Leek een bepaald type maaltijd op je eetdag van invloed op hoe goed je je de volgende dag kon concentreren? Met deze specifieke inzichten kun je kleine aanpassingen doen in je vastenroutine om er het maximale uit te halen.

Het meest opwindende aan het op deze holistische manier bijhouden van je voortgang is dat het je het vasten meer doet waarderen, zelfs wanneer de cijfers op de weegschaal niet zo snel bewegen als je zou willen. Wanneer je je mentaal helderder voelt, je energie in balans is, of je geestelijke gezondheid verbetert, is dat een krachtige herinnering aan waarom je in de eerste plaats voor dit pad hebt gekozen.

Het omarmen van deze overwinningen die niet met de weegschaal te maken hebben, zal je gemotiveerd houden. Dit leidt tot duurzame verandering en een sterkere band met het verbazingwekkende vermogen van je lichaam om zichzelf te helen en te groeien.

Langdurige veranderingen in mindset om vasten vol te houden

Het krachtigste aan vasten is dat het je kijk op eten, je gezondheid, en je lichaam kan veranderen. Het gaat er niet alleen om af te vallen. Door bepaalde verschuivingen in je denkwijze teweeg te brengen, kun je vasten gebruiken als een langetermijntool om je doelen te bereiken en je gezondheid voor de komende jaren te verbeteren.

Shift #1: Van beperkingen naar vrijheid

Een van de moeilijkste dingen om te overwinnen is het idee dat vasten betekent dat je niet mag eten of drinken. Maar als je het op de juiste manier doet, is het eigenlijk het tegenovergestelde! In plaats van na te denken over wat je niet mag, let op hoe goed je je voelt als je vast. Geniet van je helderdere geest, je stabiele energie en het lichte gevoel in je lichaam. Deze overgang van beperkt voelen naar vrij zijn is belangrijk om vasten leuk te laten lijken in plaats van iets waar je doorheen moet lijden.

Shift #2: Honger is geen vijand

Vaak leren we om bang te zijn voor honger. Zodra ons maagje begint te knorren grijpen we naar een tussendoortje. Met vasten leer je honger te zien als een positief signaal van je lichaam. Door aandacht te besteden aan deze hongersignalen krijg je een beter gevoel voor wat je lichaam werkelijk nodig heeft. Het kan je verbazen dat die hongergevoelens vaak weer verdwijnen, wat laat zien dat ze meer te maken hadden met gewoonte of verveling dan met echte behoefte aan eten.

Shift #3: Voeding als brandstof, niet als vermaak

Als je vast, stop je met gedachteloos snacken en het gebruiken van eten als beloning of afleiding. In plaats daarvan begin je eetmomenten te zien als kansen om je lichaam echt te voeden. Wanneer je oprecht honger hebt, maak je bewustere keuzes over wat je eet en verlangt je naar volwaardige, voedzame producten in plaats van bewerkte snacks op een impuls. Dit is een verschuiving naar daadwerkelijk genieten van wat je eet en er zo veel mogelijk voeding uit te halen.

Shift #4: Flexibiliteit is beter dan starheid

Flexibel zijn is belangrijk voor succes op de lange termijn, omdat het leven nu eenmaal gebeurt. Laat een sociale gelegenheid of een plotselinge verandering in je plannen je voortgang niet belemmeren. Om schuldgevoelens of opgeven te voorkomen, pas je je vastenperiode of je plan voor die dag gewoon aan. Geniet ervan om je aan te passen aan de onvoorspelbaarheid van het leven zonder je algemene toewijding aan gezondheid en welzijn op te geven.

Shift #5: Geduldig en vriendelijk zijn voor jezelf

Verandering kost tijd! Verwacht geen wonderen van de ene op de andere dag, maar geniet van de reis en richt je op constante vooruitgang. Wees op dagen dat vasten moeilijker voelt, lief voor jezelf. In plaats van hard te oordelen, wees begripvol en onthoud dat elke keer dat je besluit een vastenperiode te starten, je sterker wordt. Elke kleine overwinning is het waard om te vieren, of het nu een extra uur vasten, scherper denken of de kracht is om nee te zeggen tegen die oude eetdrang.

Het volhouden: Tips om duurzaam te zijn

Begin klein en raak gewend: Voel je niet verplicht om direct aan lange vastenperiodes te beginnen. Begin met vaker kortere periodes te vasten. Naarmate je eraan went, kun je de lengte en het aantal vastenmomenten langzaam verhogen. Consistent zijn is belangrijker dan af en toe grote stappen nemen.

Vind je ritme: Probeer verschillende manieren van vasten om te ontdekken wat voor jou het beste werkt. Is het eten binnen vaste tijden elke dag? Een paar keer per week langere vastenperiodes? Er is geen eenduidige methode die voor iedereen werkt! Hoe reageert je lichaam op verschillende manieren? Zoek uit wat voor jou werkt.

Focus op het "waarom": Wanneer je motivatie afneemt, herinner jezelf aan waarom je aan deze reis bent begonnen. Was het om je gezondheid te verbeteren, dat gevoel van grenzeloze energie terug te krijgen, of een chronisch gezondheidsprobleem aan te pakken? Stel je voor dat je die doelen bereikt en laat dat je motiveren om je best te doen.

Zoek gemeenschap: Zoek een groep die je steunt, of het nu een online community is of een vriend(in) die hetzelfde nastreeft. Het delen van je ervaringen, struggles en kleine overwinningen kan helpen om gemotiveerd te blijven en je minder alleen te voelen.

Onthoud dat vooruitgang niet altijd in een rechte lijn verloopt. Er zullen dagen zijn met terugval in oude gewoontes, mislukkingen en plateaus. Dat is volkomen normaal! Het is de kracht van vasten om te begrijpen dat dit slechts tijdelijke obstakels zijn en steeds terug te keren naar die fundamentele verandering in je houding waardoor vasten een gezonde, duurzame gewoonte wordt.

Met elk vastenmoment groeit je vertrouwen in het natuurlijke vermogen van je lichaam om te herstellen en te groeien. Bedenk hoe dat over een maand of een jaar zal voelen. Dát is de echte magie van deze manier van leven!

Samenvatting van de belangrijkste voordelen van vasten voor het 40+ brein

Wanneer we in de veertig, vijftig of ouder zijn, wordt het belangrijker dan ooit om voor ons brein te zorgen. Het goede nieuws? Vasten is een krachtig middel gebleken om uw hersengezondheid te beschermen naarmate u ouder wordt. Het kan zelfs de hersenfunctie verbeteren en het risico op leeftijdsgebonden achteruitgang verminderen. Laten we de verbazingwekkende voordelen die u hebt geleerd eens onder de loep nemen, en waarom ze zo belangrijk zijn om uw brein gedurende uw leven sterk en scherp te houden.

Cellulaire reiniging in een hogere versnelling

Denk terug aan autofagie. Dit is het proces waarbij uw cellen zich ontdoen van beschadigde eiwitten, slecht functionerende onderdelen en ander "afval" in de cel. Naarmate u ouder wordt, vertraagt dit proces op natuurlijke wijze. Vasten geeft uw hersencellen een enorme oppepper – het is als een grondige reiniging. Het opruimen van deze opgehoopte rommel verbetert de hersenfunctie en maakt ophoping van misgevouwen eiwitten – die in verband worden gebracht met Alzheimer en Parkinson – minder waarschijnlijk.

Neurogenese: Nieuwe neuronen aanmaken voor een jong brein

Een van de meest opwindende ontdekkingen is dat vasten het niveau van BDNF kan verhogen. BDNF is een hersengroeifactor die de vorming van nieuwe hersencellen ondersteunt! Deze verhoogde neurogenese kan leiden tot een beter leervermogen, geheugen en bescherming tegen de "krimp" van de hersenen die gepaard gaat met het ouder worden.

Ontstekingsremmer

Veel aandoeningen die met het ouder worden in verband worden gebracht, zoals hersenmist en cognitieve achteruitgang, zijn geworteld in chronische ontstekingen. Tijdens het vasten bestrijdt uw lichaam op natuurlijke wijze ontstekingen, waardoor dit schadelijke proces – zowel in uw hersenen als in uw hele lichaam – tot stilstand komt. Met minder ontsteking zijn uw hersenen rustiger, waardoor u helderder kunt denken, zich beter kunt voelen en een betere algehele gezondheid ervaart.

Focus en mentale scherpte

Veel mensen melden dat vasten leidt tot een heldere geest en een verbeterde concentratie. Dit kan gedeeltelijk te wijten zijn aan de verschuiving van het lichaam naar de productie van ketonlichamen voor energie, maar ook aan de algemene kalmerende effecten van vasten op de hersenen. Deze verbeterde mentale scherpte kan doorslaggevend zijn, of u nu een veeleisende baan hebt, met veranderende gezinsdynamiek te maken hebt, of nieuwe hobby's zoekt na uw pensioen.

Mogelijke bescherming tegen neurodegeneratie

Hoewel er meer onderzoek op mensen nodig is om dit met zekerheid te kunnen zeggen, zijn er sterke aanwijzingen dat vasten het risico op ziekten als Alzheimer, Parkinson en Huntington kan verminderen of de progressie ervan kan vertragen. Dit biedt hoop en kracht, naarmate we de leeftijd bereiken waarop neurologische aandoeningen vaker voorkomen.

Na de metabole reset

De effecten van vasten gaan verder dan alleen de hersenen. De krachtige impact op het verbeteren van de insulinegevoeligheid, het optimaliseren van de stofwisseling en het stimuleren van vetverlies beschermt onze hersencellen indirect. Zie het als het optimaliseren van uw hele lichaam, waardoor een betere omgeving voor uw hersenen ontstaat.

Dingen om over na te denken voordat u begint

Ondanks de veelbelovende potentiële voordelen, zijn hier enkele belangrijke aandachtspunten:

• **Raadpleeg uw huisarts:** Voordat u met een nieuw vastenplan begint, is het cruciaal om uw arts te raadplegen – vooral als u boven de 40 bent, bestaande gezondheidsproblemen hebt of medicijnen gebruikt. Zij kunnen u helpen een veilig en effectief plan op te stellen.

• **Begin langzaam en luister naar uw lichaam:** Start met kortere vastenperiodes en vaker in de week. Bouw dit schema op basis van hoe u zich voelt. Let op de signalen van uw lichaam en pas waar nodig aan.

• **Het is een levensstijl, geen snelle oplossing:** De werkelijke kracht van vasten ligt in de consistentie. Maak het een vast onderdeel van uw gezondheidsroutine om langdurige hersenstimulerende effecten te ervaren.

Een woord over hoop en kracht

Een van de meest opwindende aspecten van bevindingen over vasten en hersengezondheid, is het gevoel van controle dat het ons geeft. Hoewel biologie en veroudering een rol spelen, hebben de levensstijlkeuzes die je maakt een aanzienlijke impact op de gezondheid en ontwikkeling van je hersenen. Wanneer je vast, neem JIJ de leiding over de gezondheid van je hersenen.

Stel je voor dat je, naarmate je ouder wordt, de zekerheid hebt dat je alles hebt gedaan wat in je macht ligt om dat verbazingwekkende controlecentrum in je hoofd te beschermen. Denk aan de mogelijkheden met een verbeterd geheugen, blijvende mentale snelheid en een geest die klaar is om alles aan te gaan wat het leven te bieden heeft. Door te vasten en andere gezonde gewoonten aan te nemen, investeer je in de best mogelijke versie van jezelf in de toekomst. En die reis begint nu.

Hoe je hersenen voorgoed gezond houdt

Je bent nu op de hoogte van de indrukwekkende manieren waarop vasten je hersengezondheid kan ondersteunen. Laten we echter ook de kracht niet vergeten van andere instrumenten die synergie geven om deze voordelen nog sterker te maken! Zie dit als het creëren van je eigen unieke verdedigingssysteem voor je hersenen. Het is een veelzijdige aanpak die jou in staat stelt je hersengezondheid te beschermen, te voeden en te verbeteren voor de komende jaren.

Tool #1: Je hersenen voeden

Hoewel vasten je lichaam een pauze geeft van de spijsvertering, moet je nog steeds bewust omgaan met wat je eet wanneer je het jezelf toestaat. Hier zijn de belangrijkste elementen van een dieet dat je hersenen ten goede komt:

• Focus op volwaardige voeding: Geef de voorkeur aan volkoren granen, peulvruchten, noten, zaden en kleurrijke groenten en fruit. Deze bieden essentiële voedingsstoffen, vitaminen en vezels die de hersenfunctie ondersteunen.

• Gezonde vetten zijn essentieel: Vette vis, avocado's, olijfolie en noten bevatten allemaal omega-3 vetzuren en andere hersengezonde vetten die de neuronen gezond houden en ontstekingen verminderen.

• Kracht van magere eiwitten: Kies magere eiwitbronnen zoals vis, kip en bonen om je hersenen de bouwstenen te geven die nodig zijn om neurotransmitters aan te maken en de algehele gezondheid van de cellen te ondersteunen.

• Vermijd schadelijke stoffen: Beperk bewerkte voedingsmiddelen, overtollige suiker en ongezonde vetten. Deze verergeren ontstekingen en reactieve stress, wat je inspanningen voor een gezonde hersenfunctie tegenwerkt.

Tool #2: De kracht van bewegen

Regelmatige lichaamsbeweging is niet alleen belangrijk voor je lichaam, maar ook voor je hersenen! Sporten is cruciaal, omdat het:

• Verhoogt de bloedtoevoer: Lichaamsbeweging stuurt zuurstofrijk, voedingsrijk bloed naar je hersenen, wat de huidige en toekomstige functie ondersteunt.

• BDNF Boost: Weet je nog dat hersenenvoedsel? Actief zijn is een van de beste natuurlijke manieren om het te stimuleren!

• Neurogenese en geheugen: Sommige onderzoeken suggereren dat lichaamsbeweging de groei van nieuwe neuronen kan bevorderen, met name in de hippocampus, een belangrijk hersengebied voor leren en geheugen.

• Stressvermindering: Lichaamsbeweging verlaagt stresshormonen, waardoor de hersenen beter functioneren in een rustigere omgeving.

• Varieer: Doe waar je oprecht van geniet! Of het nu stevige wandelingen, dansen, zwemmen of yoga is, elke vorm van lichaamsbeweging is de moeite waard zolang je het regelmatig doet.

Tool #3: Leren omgaan met stress

Langdurige zorgen zijn zeer slecht voor de gezondheid van je hersenen. Om je hersengezondheid en algemeen welzijn te beschermen, moet je gezonde manieren vinden om met stress om te gaan.

Mindfulness is belangrijk: Zelfs korte sessies van mindful meditatie kunnen helpen om stress te verminderen, de focus te verbeteren en mentale kracht op te bouwen.

Tijd doorbrengen in de natuur: In groene gebieden, zonlicht en frisse lucht zijn kan je op een natuurlijke manier kalmeren en je stresshormonen verlagen. Probeer diepe ademhalingsoefeningen om je zenuwstelsel snel uit de "vecht-of-vlucht"-modus te halen en in een ontspanningsreactie te brengen.

Maak van herstellende slaap een prioriteit: Voldoende slaap is essentieel voor de gezondheid van de hersenen; het is wanneer geheugenconsolidatie en celherstel plaatsvinden.

Tool #4: Je geest harder laten werken

Je geest trainen is net zo belangrijk voor de gezondheid van de hersenen als je lichaam trainen. Het is een soort krachttraining voor je hersennetwerken. Doe deze dingen om je hersenen scherp te houden:

Levenslang leren: Nieuwe taken op je nemen, zoals het leren van een nieuwe taal, een instrument, of een onderwerp dat je interesseert, houdt je hersenen flexibel en klaar voor gebruik.

Puzzels en hersenspelletjes: Doe dingen die gebruik maken van verschillende cognitieve vaardigheden. Sudoku, kruiswoordraadsels en zelfs strategische videospelletjes kunnen je hersenen helpen in vorm te blijven.

Sociale connectie: Sterke sociale banden kunnen de kans op cognitieve achteruitgang verkleinen. Voer diepgaande gesprekken en zoek naar groepen waar je je verbonden en geïnspireerd kunt voelen.

Tool #5: Vasten als je belangrijkste pijler

Het onderzoek is interessant, en je eigen ervaring kan al aantonen dat langere tijd zonder voedsel goed is voor je hersenen. Nu is het tijd om jouw vastenritme te vinden, zodat het een vast onderdeel van je leven wordt:

Probeer eens wat: Als dit goed voelt voor je lichaam, begin dan met kortere vastenperiodes die vaker voorkomen en werk toe naar langere vastenperiodes die minder vaak voorkomen.

Let op je lichaam: Pas je vastenplan aan op basis van hoe je je voelt, hoeveel energie je hebt en wanneer je honger begint te krijgen. Flexibiliteit is key!

Voedzame periodes: Combineer het vasten het liefst met een hersengezonde maaltijd om er het meeste uit te halen en eetbuien te voorkomen tijdens die periodes.

De Motivatiehoek: Deze reis is ontzettend spannend!

Het samenstellen van een toolkit voor hersengezondheid gaat niet om het volgen van strikte regels; het gaat om het vinden wat werkt! Plezier en duurzaamheid staan voorop. Probeer verschillende dingen totdat je vindt wat je lichaam en geest goed doet voelen, en wees trots op je toewijding aan het verzorgen van dat verbazingwekkende orgaan dat je door het leven leidt.

Onthoud dat zelfs kleine stappen in de goede richting in de loop van de tijd kunnen oplopen tot grote stappen. Denk aan jezelf over 5, 10 of zelfs 20 jaar, wanneer je een scherpe geest, een sterk geheugen en de mentale energie hebt om de gebeurtenissen in het leven aan te kunnen. Dit is de belofte van het op de eerste plaats zetten van de gezondheid van de hersenen, en het pad begint vandaag met de keuzes die je maakt!

Inspirerende oproep tot actie: Vertrouw op de kracht om de leiding te nemen

Tijdens deze reis heb je veel geleerd over je hersenen, inclusief de verbazingwekkende vermogens, de zwakke punten en, belangrijker nog, alle geweldige dingen die je kunt doen om de gezondheid ervan te veranderen. Dit gaat om meer dan alleen informatie; het gaat om verandering. Jij kunt je bewuster worden van het feit dat je meer controle hebt over de gezondheid van je hersenen en je algehele gezondheid dan je ooit voor mogelijk hield.

Al te lang is er over hersengezondheid en ouder worden gesproken alsof ze onvermijdelijk zijn. Mensen vertellen ons dat geheugenverlies, mentale mist en afname van het geestelijk vermogen normale onderdelen zijn van het ouder worden. Maar nieuw en spannend onderzoek naar vasten, voeding, levensstijl en het potentieel van neuroplasticiteit breekt met dat oude verhaal! Genen en leeftijd spelen een rol, maar de wetenschap laat zien dat de keuzes die we maken een veel groter effect hebben op hoe onze hersenen werken en in de loop van de tijd veranderen.

Deze veranderde kijk op de zaak is niets minder dan bevrijdend. Je hoeft je niet langer een hulpeloze passagier te voelen terwijl de jaren verstrijken. Jij kunt de leiding nemen over je hersengezondheid en daar een positief gevoel over hebben.

Stel je jezelf voor over tien jaar. Welke scherpte, energie en mentale helderheid wil je dan hebben?

Hoe voelt het om een goed geheugen te hebben, om zonder veel moeite nieuwe dingen te kunnen leren en om van elk deel van het leven te kunnen genieten met een geest die je in staat stelt het goed te doen? Onthoud dat de kracht om je visie werkelijkheid te laten worden vandaag begint, met elke keuze die je maakt, elke keer dat je vast, en elke stap die je zet naar een hersengezonde levensstijl.

Bedenk dat er niet één 'juiste' manier is om dingen te doen. Jouw hersengezondheidsplan zal uniek zijn voor jou! Iemand anders kan beter functioneren met kortere vastenperiodes elke dag, terwijl jij het misschien beter doet met langere vastenperiodes een paar keer per week. Een lange wandeling in het bos kan jou helpen ontspannen, terwijl je beste vriend misschien merkt dat dansen haar in een gelukkige flow-toestand brengt die goed is voor haar hersenen. Het mooie zit in het proces van dingen zelf ontdekken.

Deze reis is zowel een diepgaande blik in jezelf als een spannend avontuur. Let op hoe verschillende dingen je laten voelen en hoe ze je focus beïnvloeden. Observeer hoe je mentale energie verandert wanneer je de duur van je vasten aanpast. Kijk of bepaalde vormen van lichaamsbeweging je op meerdere manieren vooruit helpen. Welke dingen maken je gelukkig, verminderen je stress en geven je een bruisend gevoel? Leg de nadruk op deze dingen en maak ze een belangrijk onderdeel van je plan om niet alleen voor je lichaam, maar ook voor je hersenen te zorgen, het meest complexe en verbazingwekkende orgaan dat je hebt.

Er zullen ongetwijfeld dagen zijn waarop dingen makkelijker gaan dan andere. Hier komt het hebben van een sterk "waarom" en een gemeenschap van pas. Zoek mensen die je interesses delen en die je kunnen steunen en inspireren. Als je de motivatie verliest, denk dan terug aan de belangrijkste reden waarom je in de eerste plaats aan deze reis bent begonnen. Dat kan een verlangen zijn naar een lang, gezond leven met je dierbaren of een drang om de achteruitgang van de hersenen die je bij familieleden hebt gezien, te stoppen. Gebruik je "waarom" om je aan te sporen tot succes.

Stel je voor wat je zou kunnen doen met een gezond, sterk brein dat je door de komende jaren heen helpt. Door je hersengezondheid tot een prioriteit te maken, kun je eindelijk je dromen najagen, sterkere banden smeden en creatieve projecten afronden.

Onthoud dat je elke keer als je kiest voor een strategische vastenperiode, voor het eten van volwaardige voeding om je lichaam te voeden, voor een lachbui met vrienden en familie of jezelf een mentale uitdaging geeft met een nieuw Sudokupel, bezig bent met het bouwen aan een toekomst vol geestelijke flexibiliteit en duurzame cognitieve vitaliteit.

Deze reis mag dan beginnen met het leren over de wetenschap, maar wat werkelijk verandering brengt is het in de praktijk brengen van wat je hebt geleerd! Wat ga jij als volgende doen? Ga je voor het eerst een 16-urige vastenperiode proberen? In plaats van na het eten op je telefoon te kijken, waarom niet een korte wandeling maken in de buitenlucht? Onderzoek een nieuwe maaltijd boordevol die "hersenvoedsel"-supersterren. Elke stap, hoe klein ook, brengt je vooruit.

Vanaf de dag dat je geboren bent, zijn je hersenen er voor je geweest. Nu is het jouw beurt om ervoor te zorgen en ze te ondersteunen.

Dit is jouw inspirerende oproep tot actie: neem de leiding over je geestelijke gezondheid, geloof in de kracht van de wetenschap en creëer een toekomst waarin je geest je meest betrouwbare partner is bij alle avonturen die voor je liggen.

Conclusie Uw buitengewone reis begint

Beste lezer, deze verkenning zit erop. Maar je echte reis - de reis die je het meest zal veranderen - gaat nu pas beginnen! Jij bent niet langer een toeschouwer als het gaat om je gezondheid, je leven, en vooral de gezondheid van je hersenen, het geweldige controlecentrum in je hoofd.

Je hebt nu krachtige tools en informatie tot je beschikking. Je bent de wereld van cellen ingedoken en hebt geleerd over de ingewikkelde processen die vasten in gang zet om je te genezen en te verjongen. Je begrijpt nu de sterke connectie tussen het voedsel dat je eet en niet alleen je fysieke gezondheid maar ook je mentale gezondheid, geluk, en vermogen om te denken en dingen te onthouden. Je weet nu dat beweging, omgaan met stress, en die momenten wanneer je leert door te spelen een grote impact hebben op hoe je brein werkt en hoe lang het meegaat. Het belangrijkste is dat je je bewust werd van hoeveel kracht je hebt om je leven te veranderen, van je mentale flexibiliteit tot je metabolische gezondheid.

Dit boek is als een inzichtelijke reisgids die je de mooiste en meest verjongende plekken om te bezoeken liet zien. Nu is het tijd om je schoenen aan te trekken en op avontuur te gaan! Dit gaat over actie ondernemen, nieuwe dingen proberen, en ontdekken wat JOU levendig, gemotiveerd, en mentaal sterk laat voelen.

Je zou je vastenreis kunnen beginnen met een paar simpele tijdgebonden eetvensters per week. Terwijl je lichaam en geest hieraan wennen, kun je langzaam de lengte en frequentie van je vasten vergroten. Je zou een avontuurlijke kok kunnen worden en de vreugde en smaakexplosie van brein-boostende, volwaardige maaltijden vinden die je vol en gevoed doen voelen.

Je sneakers aantrekken en natuurwandelingen verkennen is een optie. Een andere is om wat muziek aan te zetten en te dansen. Dit kan iets in je lichaam en ziel wakker maken dat ook voor je brein goed is.

Onthoud dat een lang, gezond, en mentaal bevredigend leven niet alleen gaat over ouder worden. Het gaat over hoe je je onderweg voelt en het hebben van de mentale en fysieke kracht om gebruik te maken van alle opties en om te gaan met problemen die ongetwijfeld zullen opdoemen.

Weten dat de beslissingen die je elke dag neemt invloed hebben op je gezondheid en mentaal welzijn voor jaren of zelfs decennia te komen, geeft je heel veel kracht. Stel je voor dat je vijf of tien jaar vanaf nu barst van de energie, in staat om lastige werkprojecten met gemak te doen, of eindelijk die taal te leren die je altijd al wilde spreken. Denk aan hoe zelfverzekerd je zult zijn als je ouder wordt, wetende dat je alles deed wat je kon om een lichaam en geest op te bouwen die je zullen helpen, niet tegenhouden. Dat is de mogelijkheid die je hebt ontgrendeld door deze pagina's te lezen en er inspiratie uit te halen.

Het zal niet altijd makkelijk zijn op deze weg, en het zou niet om perfect zijn moeten gaan. Het leven is onvoorspelbaar, en er zullen dagen zijn waarin oude verleidingen terugkomen of waarin je niet kunt slapen. Maar laat je niet ontmoedigen door die korte termijn uitglijders!

Je bent echt krachtig wanneer je je pad kunt herpakken, opnieuw centreren, en terugkeren naar de dingen waarvan je weet dat ze een verschil maken voor je gezondheid.

Krijg hulp van groepen mensen die jouw interesses delen, zowel online als offline.

Vier je successen, of het nu de extra energie is die je hebt na een 20-urige vasten, hoe gemakkelijk het is om een nieuwe vaardigheid te leren, of gewoon hoe rustiger en sterker je geest zich voelt wanneer het leven stressvol wordt. Vergeet ook niet geduldig en aardig voor jezelf te zijn. Het kost tijd om echte verandering teweeg te brengen.

Na verloop van tijd zul je blijven leren, veranderen en nieuwe manieren vinden om je vasten, voedselkeuzes en levensstijl beter af te stemmen op je veranderende behoeften. Laat je interesse je leiden als er nieuw onderzoek uitkomt. Dit boek kan worden gezien als het begin van een gesprek met je lichaam over hoe je kunt genezen, verjongen en groeien.

Geloven in het verbazingwekkende potentieel van je lichaam en de kracht van je keuzes om je mooie toekomst vorm te geven, is het beste cadeau dat je jezelf kunt geven.

Omarm de hulpmiddelen van vasten, het eten van voedsel dat goed is voor je hersenen, bewegen voor de lol, omgaan met stress en voortdurend nieuwe dingen leren ... en laat ze je helpen om altijd de sterkste, gezondste en mentaal weerbaarste persoon te worden die je kunt zijn.

Op dit moment begint je geweldige reis!